世图心理

博客：http://blog.sina.com.cn/bjwpcpsy
微博：http://weibo.com/wpcpsy

U0125293

阴阳辩证疗法

中国的积极心理学

郑日昌 著

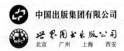

中国出版集团有限公司

世界图书出版公司
北京 广州 上海 西安

图书在版编目（CIP）数据

阴阳辩证疗法：中国的积极心理学 / 郑日昌著 . —北京：世界图书出版有限公司北京分公司，2024.3
ISBN 978-7-5232-0746-8

Ⅰ . ①阴… Ⅱ . ①郑… Ⅲ . ①辩证论治 Ⅳ . ① R241

中国国家版本馆 CIP 数据核字（2023）第 161497 号

书　　名	阴阳辩证疗法 YINYANG BIANZHENG LIAOFA
著　　者	郑日昌
策划编辑	王　洋
责任编辑	王　洋
装帧设计	人马艺术设计·储平
出版发行	世界图书出版有限公司北京分公司
地　　址	北京市东城区朝内大街 137 号
邮　　编	100010
电　　话	010-64038355（发行）　64033507（总编室）
网　　址	http://www.wpcbj.com.cn
邮　　箱	wpcbjst@vip.163.com
销　　售	新华书店
印　　刷	三河市国英印务有限公司
开　　本	787mm×1092mm　1/16
印　　张	22.5
字　　数	248 千字
版　　次	2024 年 3 月第 1 版
印　　次	2024 年 3 月第 1 次印刷
国际书号	ISBN 978-7-5232-0746-8
定　　价	69.80 元

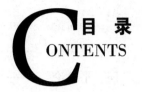
目 录
CONTENTS

理论篇

方法篇

实操篇

应用篇

五行健心操

理论篇

　　阴阳辩证疗法（Yin Yang Dialectical Therapy，YYDT）亦称阴阳辩证疏导，其理论既借鉴了西方传统的行为主义疗法、人本主义疗法、认知疗法和后现代建构主义哲学，以及在此基础上发展出来的叙事疗法和焦点解决疗法，又整合了中国本土的阴阳学说及"一分为二与合二为一"的矛盾论思想，更融合了传统文化精华之一的"中庸之道"。

第一章　行为主义疗法

德国哲学家、生理学家威廉·冯特（Wilhelm Wundt）作为使心理学成为独立学科的心理学第一人，和他的学生铁钦纳（E. B. Titchener）共同建立了现代心理学的第一个学派——构造主义心理学。他们主张采用实验、内省的方法，分析意识的内容，并找出意识的组成部分。构造主义心理学由于其研究对象过于狭窄和脱离生活实际，又把内省法看作心理学的主要方法，遭到欧美许多心理学家的反对。

一、行为主义疗法的基本理论

行为主义心理学（behavioral psychology）是美国现代心理学的主要流派之一，主张以客观的方法研究人类的行为，从而预测和控制人的行为。它可被区分为古典行为主义学派和新行为主义学派。

古典行为主义学派的代表人物是约翰·华生（John Watson），他主张以行为作为心理学的研究对象，抛弃内省法而改以客观法作为心理学的研究方法，用刺激和反应的术语解释行为，并将俄国生理学家伊万·彼德罗维奇·巴甫洛夫（Ivan Petrovich Pavlov）的条件反射（conditioned reflex）学说看作一切习得性行为的理论基础。

二十世纪三十年代以后，一些心理学家对早期行为主义无视有机体内部因素、把复杂问题简单化的极端观点感到不满，开始尝试对早期行为主义进行改造，这就是所谓的新行为主义。

美国心理学家斯金纳（B. F. Skinner）是新行为主义学派的主要代表，他提出了有别于巴甫洛夫的条件反射学说的操作性条件反射。斯金纳关于操作性条件反射的实验，是在他设计的"斯金纳箱"中进行的。在箱内放进一只白鼠或鸽子，当它按压杠杆或啄键时，就会有一团食物掉进箱子下方的盘中，它就能吃到食物，从而使其行为得到强化。斯金纳认为，虽然人类学习行为的性质比动物复杂得多，但也是通过操作性条件反射实现的，因此人们有可能通过强化作用的影响去改变他人的反应。在教育工作中，教师可以把学习目标分解成很多小任务，并且在学生每完成一个小任务后给予一次强化，学生通过这种操作性条件反射的方式逐步完成其学习任务，这就是斯金纳教学机器的设计原理。

斯金纳在对学习问题进行大量研究的基础上提出了强化理论，他强调强化在学习中的重要性，并把强化分成积极（正）强化和消极（负）强化两种。积极强化是获得强化物以加强某个反应，如鸽子啄键可得到食物；消极强化是去掉可厌的刺激物，从而使行为得到强化，如鸽子用啄键的方式去除电击伤害。斯金纳通过系统的实验观察得出了一条重要结论：呈现消极强化物或去掉积极强化物，即用惩罚去消除某个反应，仅是一种治标的方法，它对被惩罚者和惩罚者都是不利的。他的实验证明，惩罚只能暂时降低反应率，而不能减少消退过程中反应的总次数。在他的实验中，当白鼠已牢固建立按压杠杆得到食物的条件反射后，当它再按压杠杆时给予电刺激，这时按压率会迅速下降。如果以后杠杆不带电了，按压率又会直线上升。斯金纳对惩罚的科学研究，对改变当时在美国和欧洲盛行的体罚教育起了一定作用。

班杜拉（Albert Bandura）是新行为主义学派的另一代表人物，他在二十世纪六十年代创立了现代社会学习理论，认为人的社会行为是通过观察学习获得的，即观察他人行为和模仿他人的榜样行为形成的。

班杜拉以儿童习得社会行为的过程为研究对象，把学习分为参与性学习和替代性学习，前者是指在自身活动过程中学习，后者又称观察学习，即通过观察他人的行为和注意其行为的后果学会新行为的过程。班杜拉认为观察学习是人类学习的最重要的形式，分为注意、保持、再现和动机四个子过程。

班杜拉认为，一个人对自己应付各种情境能力的自信程度，将决定一个人是否愿意面对困难的情境及其在面对困难情境时的持久性。如果一个人对自己的能力有较高的预期，那么他在面临困难时往往会勇往直前，愿意付出较大的努力，坚持较久的时间；如果一个人对自己的能力缺乏自信，那么他往往会产生焦虑、不安的感受和逃避行为。

班杜拉的研究结果都是以人为实验对象得出的，这就避免了行为主义以动物为实验对象，把由动物实验得出的结论推广到人类的错误倾向，其结论更加具有说服力。

社会学习理论重视社会因素，特别是榜样的作用，强调个人对行为的自我调节，主张提高个人的自我效能感。这些思想，无论对于教育工作还是管理工作，都是十分可取的。

二、行为主义疗法的常用方法

在行为主义理论基础上建立的行为疗法，是以减轻或改善患者的症状或不良行为为目标的一类心理治疗技术的总称。

行为疗法的概念最早是由斯金纳等人于二十世纪五十年代提出的。与其他学派相比，行为疗法更强调设立治疗目标。特定的治疗目标是由治疗者经过对来访者行为的功能分析，帮助来访者制定的。一旦确定了治疗目标，就可以开始进行新的条件作用学习过程了。

行为疗法有很多种，人们常用的有以下几种。

1. 系统脱敏疗法

这是最典型的行为改变技术。在实施这种疗法时，治疗者首先要深入了解患者的异常行为表现是由什么刺激情境引起的，把所有行为反应由弱到强按次序排列，然后教会患者一种与该行为相抗衡的反应方式，通过循序渐进的、有系统的方式把那些由于不良条件反射形成的强弱不同的行为反应，由弱到强逐个地予以消除，最后消除最强烈的行为反应（即治疗的靶行为），帮助患者重新建立一种接触有害刺激而不再敏感的正常行为，这就是系统脱敏疗法，在临床上多用于治疗恐怖症、焦虑症、强迫症等适应不良行为。

2. 行为塑造疗法

这是根据斯金纳的操作性条件反射理论设计出来的一项行为治疗技术。行为塑造法一般采用逐步升级的作业，只要个体向期望的目标前进一步，就给予奖励强化，促使其出现良好行为的次数逐步增加，从而塑造新的行为，以新的行为取代旧的、异常的行为。此方法的适用范围包括消除恐怖症、厌食症、肥胖症和其他神经症行为以及某些性功能障碍等；也可以用来改善或促进精神分裂症病人的社交行为；在教育工作中，可用于对智力低下者、孤独症患者及其他问题儿童的训练。

3. 代币制疗法

当个体做出预期的良好行为时，马上给予代币奖励，使其良好行为得以形成和巩固。代币作为阳性强化物，虽然以记分卡、筹码和证券等象征性的方式呈现，但具有现实生活中"钱币"的功能，可换取多种多样的奖励物品或个体感兴趣的活动入场券。并且在个体出现不良行为时，还可扣除代币，使阳性强化和阴性强化同时起作用，从而造成双重强化的效果。此法不但适用于低龄幼儿和智力障碍儿童，在工读学校、少年管教所和监狱等场所也可使用，甚至可在精神病院使用。

4. 厌恶疗法

这是一种帮助人们将所要戒除的靶行为同某种使人厌恶的或惩罚性的刺激（如疼痛、催吐、令人难以忍受的气味或声响、食物剥夺或社交剥夺以及个体极端憎厌或无法接受的想象场面）结合起来，通过厌恶性条件作用，从而戒除或减少靶行为出现的方法。在临床上多用于戒除吸烟、吸毒、酗酒、各种性行为异常和某些适应不良行为，也可以用于治疗某些强迫症。

5. 满灌疗法

这是一种主要用于治疗恐怖症的行为改变技术，与系统脱敏法有某些共同之处，即都是让患者接触恐怖的事物或情境，从而达到消除恐惧的目的。系统脱敏法是使患者循序渐进地、逐步地接触其恐惧的事物，满灌疗法则是使患者"一次到位"地接触其最恐惧的事物。置身于恐怖的真实环境中被称为现实满灌；想象某种严重恐怖情境，被称为虚拟满灌。

6. 放松训练法

这是一种通过身体放松使整个身心放松，以对抗由于心理应激引起的交感神经兴奋的紧张反应，达到强身、祛病目的的行为训练技术。最常用的方法一种是腹式呼吸法。此外，这种方法也比较常用：交替收缩、放松自己的骨骼肌群，同时有意识地去感受四肢和躯体的松紧、轻重和冷暖的程度，从而取得"放松、入静"的效果。

7. 自我控制疗法

主要通过确定目标、自我监察、自我强化等手段达到消除不良习惯性行为的方法。主要适用于戒烟、戒酒、戒毒瘾及治疗贪食症等。

8. 生物反馈疗法

生物反馈疗法根据操作性条件反射理论，借助电子仪器，让人们能够知道自己身体内部正在发生的变化，学会调整和控制心率、血压、肌紧张度、汗腺分泌和脑电波等身体机能的活动，从而改善各个器官、系统的功能状态，矫正对应激的不适宜反应，以达到防治疾病的目的。

在临床工作中，行为疗法是最具有可操作性的心理治疗技术。

第二章　人本主义疗法

人本主义是十四世纪下半叶发端于意大利并传播到欧洲其他国家的哲学和文学运动，它是构成现代西方文化的一个重要元素，指强调人的价值和尊严，或以人性和人的利益为主题的任何哲学。

一、人本主义疗法的主要思想

心理学的人本主义学派产生于二十世纪五六十年代，又在七八十年代得到了迅速发展。它既反对行为主义把人等同于动物、只研究人的行为、不理解人的内在本性、将人的心理"低俗化"的倾向，又批评西格蒙德·弗洛伊德（Sigmund Freud）只研究神经症和精神病人，不考察正常人的心理，因而被称之为心理学的第三种思潮。其领军人物是提出了需要层次理论的马斯洛（A. H. Maslow）和人本疗法的倡导者罗杰斯（C. R. Rogers）。

1. 马斯洛的需要层次理论

马斯洛的主要贡献是对人类的基本需要进行了研究和分类，

并将之与动物的本能加以区分，提出人的需要是分层次发展的。他按照追求目标和满足对象的不同，把人的各种需要从低到高安排在一个层次序列中。最低级的需要是生理的需要——这是人所感到的应优先满足的需要，接下来是安全的需要，再接下来是归属与爱的需要和尊重的需要，最高层次是自我实现的需要。

人本主义心理学是根植于自然人性论的基础之上的，认为人的本性是善良的或中性的，恶不是人性中固有的，而是由人的基本需要受挫引起的，或是由不良的文化环境造成的。

2. 罗杰斯的自我理论

罗杰斯的主要贡献是在心理学理论研究和心理治疗实践中发展出人格的"自我理论"。该理论认为任何生物都有自我成长、自我完善的本能，人类有一种天生的"自我实现"的动机，即一个人发展和成熟的内在动力，是一个人最大限度地实现自身各种潜能的趋向。"文化、环境、教育只是阳光、食物和水，但不是种子"，自我潜能才是人性的种子。教育的作用只在于提供一个安全、自由、充满人情味的心理环境，使人类固有的潜能得以自动实现。只要给来访者提供一种最佳的心理环境或心理氛围，他们就会动员起自身的资源去进行自我调节、自我指导、自我完善，并最终达到心理健康的状态。具体地说就是通过为来访者创造无条件支持与鼓励的氛围，使其深化自我认识、发现自我潜能，通过改善"自知"或自我意识，来充分发挥积极向上的、自我肯定的、无限的成长和自我实现的潜力，以改变自我的适应不良行为，矫正自身的心理问题。

在心理治疗领域，罗杰斯最初提出的是"非指导疗法"（non-diractive therapy），后来改为"来访者中心疗法"（client-centered therapy），最后发展成"以人为中心疗法"（person-centered therapy），即把每位来访者作为一个能自我成长的人而不是需要别人指导的患者；认为人是有智慧的，心理治疗并不需要对患者进行指导与控制；只要给患者提供足够的信任与尊重，他们便有能力去解决自身的心理问题。

罗杰斯在《充分发挥作用的人——一个心理医师对美好生活的看法》中描述了理想的以人为中心，即人本主义疗法的情景："医师和患者建立很深的个人关系和主观关系——不像一位科学家和一个研究对象那样的关系，也不像一位医师在准备诊断和医治，而是像一个人和另一个人之间的关系。"也就是说，心理治疗师无条件地认为患者是一个具有自我价值的人，即不论他的处境、行为或情感如何，他都是具有价值的人。

二、人本主义疗法的基本原则

在心理治疗实践中，罗杰斯强调治疗师与来访者之间和谐关系的重要性，提出真诚（genuineness）、通情（empathy）、无条件积极关注（unconditional positive regard），是心理治疗有效的充分必要条件。

1. 真诚

真诚是指治疗师或咨询师表里如一，既保持深层意识与外部表现的一致，又愿意通过语言和行动来表达自己内心的复杂感受。只有治疗师或咨询师的认知、情感、行为三者高度统一，才会产生和谐、融洽的治疗关系或咨询关系。

真诚不仅是心理治疗或心理咨询有效的必要条件，对于教育工作和思想政治工作而言也十分重要。教育者需言行一致、表里如一，对于自己所说、所教的内容，真诚地相信并认真地做到，教育才会有效。倘若教育者口是心非、表里不一，在台上"喊口号"，在台下则"腐化堕落"，那么不但该教育者所说、所教的内容不能令人信服，而且他会惹人厌烦。

2. 通情

通情又被称作共情、同感、同理心，是指治疗师或咨询师深入了解并能设身处地、感同身受地体会来访者或来访者的内心世界，并将这种感受表达给对方，使其意识到自己的情感、思想和行为受到关注，产生被人理解和接纳之感。

多年前，我请一位美籍华人心理学家来京讲授人本主义疗法。他同我讨论对"empathy"这个词的译法，我译成"通情"。他问："是同情吗？"我说："不是同情，是'通情达理'的'通'情。"他认真地想了想，然后一拍大腿说："好！好！好！这个词的多种译法我都不是很满意。你这个译法最准确，真正体现了我的老朋友罗杰斯的原意。这个词既有感受的层面，又有表达的层面，但不是强者对弱者的怜悯、同情，而是平等的情感沟通。"

3. 无条件积极关注

无条件积极关注是指治疗师或咨询师要无条件地接纳和尊重每位来访者，多关注积极因素，正向地看待其一切，不因对方的思想、情感和价值而受到影响，相信每个人都具有成长的潜力以及自我调节、自我完善的能力。

如果将这一原则应用到教育工作中，那就是无论学生品德好坏、学习优劣、相貌俊丑以及家长地位如何，教育者都要无条件地给予接纳和尊重，要善于发现每位学生的优点，帮助他们用优势应对劣势，促进所有学生健康成长。

三、人本主义疗法的实施过程

罗杰斯将心理治疗和心理咨询过程归纳为十二个步骤。这些步骤虽然看似没什么联系，但在实施过程中是不能截然分开的。具体来说，这十二个步骤是：

1. 来访者主动求助

来访者如果没有改变自我的需要，那么治疗或咨询很难成功。

2. 治疗师或咨询师说明情况

治疗师或咨询师向来访者介绍治疗或咨询过程，强调来访者自身的作用，以及治疗师或咨询师只是创造有利于来访者成长的氛围。

3. 鼓励来访者自由表达情感

无论来访者表达什么样的情感，治疗师或咨询师均应以诚恳、友好的态度相待。

4. 治疗师或咨询师接受、认识、澄清对方的消极情感

治疗师或咨询师不是被动地接受对方提供的信息，仅仅对表面的内容做反映，而是深入对方内心深处，注意发现其投射或隐含的情感。

5. 促进来访者的成长

一旦来访者将消极情感表达、暴露出来，模糊、试探性、积极的情感便不断萌生出来。

6. 接受来访者的积极情感

治疗师或咨询师只需不加评价地接受对方的积极情感，促使其自然达到领悟与自我了解的地步。

7. 来访者开始接受真实自我

由于治疗师或咨询师对来访者采取了理解和接受的态度，所

以来访者有机会重新认识自我，并接受真实自我，从而为在新的水平上达到自我整合奠定基础。

8. 帮助来访者采取决定

新的整合意味着新决定与新行为的产生。治疗师或咨询师应协助来访者澄清可能做出的选择。

9. 治疗或咨询效果的产生

来访者通过自我领悟，取得了对问题的新认识，某种积极、尝试性的行动便应运而生了。

10. 扩大治疗或咨询效果

在已有尝试的基础上，治疗师或咨询师帮助来访者发展更深层的领悟，并扩大领悟范围。

11. 来访者的全面成长

来访者克服了对选择的恐惧，勇于探索自我，出现新行动。此时，双方的关系达到顶点，来访者会主动提出问题与治疗师或咨询师讨论。

12. 结束治疗或咨询关系

来访者感到无需再寻求帮助，治疗或咨询即宣告结束。

人本主义作为心理学的第三大势力，在心理治疗领域引发了一场革命，人们普遍认识到无论哪一种治疗理论和方法，若不以人本为前提，均难以取得好的效果。但人本主义疗法过分强调自我实现和自我成长，认为这是一种与生俱来的自然倾向，而忽视后天环境和教育对人成长的影响和制约，否认方法技术的重要性，这是其理论的局限。

第三章　认知疗法

认知疗法是与行为主义疗法和精神分析疗法都不相同的一种心理学流派，反对将人的心理动物化，认为心理学不能只研究外显行为和潜意识，而应重视思想和认知。

认知疗法是与精神分析疗法、行为主义疗法、人本主义疗法并列的一种在西方广为流行的心理治疗方法。该疗法产生于二十世纪六七十年代，是根据人的认知过程影响其情绪和行为的理论假设，通过改变来访者的不良认知，从而矫正其不良情绪和行为的心理治疗方法。

一、理性情绪疗法

认知疗法的倡导者有很多，具体理论也有很多，如贝克（A. T. Beck）和雷米（V. C. Raimy）的认知疗法（cognitive therapy，CT）以及梅肯鲍姆（D. Meychenbaum）的认知行为疗法（cognitive behavior therapy，CBT）等，而最具代表性的是美国心理学家艾利斯（A. Ellis）创立的理性情绪疗法（rational-emotive therapy，RET）。

理性情绪疗法的起源可以追溯到古希腊哲学家苏格拉底的"辩论术"：在一个人说出自己的观点后，让他依照这种观点做进一步的推理，最后引出矛盾和谬误，从而使其认识到先前观点不合理的地方，并做出改变。

理性情绪疗法的更直接来源是古希腊另一位哲学家伊壁纠鲁（Epicurus）在公元一世纪的著名论断："人并不是被某个事件所困扰，而是被自己对于这个事件的看法所困扰。"与此类似的说法是："不是事情本身使你不快乐，而是你对事情的看法使你不快乐。"这一论断构成了艾利斯理性情绪疗法的理论基础。

理性情绪疗法的基本假设是：人的情绪主要来自人们的信念、评价、解释；通过咨询使来访者学会用有效的、理性的认知，以此来取代其无效的、非理性的认知，从而促成其情绪反应的改变。

艾利斯将以上观点概括为"ABC"理论："A"代表诱发事件（activating events）；"B"代表信念（beliefs），是指人对A的认知、评价或看法；"C"代表结果（consequences），即症状。艾利斯认为，并非诱发事件A直接引起了症状C，A与C之间还存在中介因素，也就是信念B在起作用。

艾利斯认为，人极少能够完全客观地知觉经验A，而总是带着或根据大量已有的信念、期待、价值观、意愿、欲求、动机、偏好等来知觉A。因此，人对A的经验总是主观的、因人而异的，同样的A在不同的人身上会引起不同的结果（C），主要是因为他们的信念有差别，即B不同。换言之，事件本身的刺激情境并非引起情绪反应的直接原因，个人对刺激情境的认知、解释和评价，才是引起情绪反应的直接原因。

在理性情绪疗法中，还用"D"代表治疗，即通过质疑和辩论（disputing）来改变B。纠正了认识偏差，情绪和行为困扰就会在很大程度上得到解除或减轻，最后达到效果"E"（effects），即负性情绪和不良行为得到纠正。

艾利斯的"ABCDE"治疗模型在西方很受推崇，在我国更是被很多人奉若神明。其实它并不是什么新理论，不但在一千多年前就有伊壁纠鲁的精辟论述，后来也出现过很多类似的说法。

英国戏剧大师莎士比亚通过《哈姆雷特》剧中人物之口说："世间事本没有好坏之分，人们琢磨这件事才将它们分出了好坏。"

美国思想家、文学家爱默生则说："对于不同的头脑，同一个世界可以是地狱也可以是天堂。"

美国的第十六任总统亚拉伯罕·林肯（Abraham Lincoln）说得更明确："大多数的人之所以快乐，是因为他们让心使然。"可见理性情绪疗法的核心理念并非艾利斯的原创。尽管如此，理性情绪疗法作为认知疗法的代表，同其他心理疗法相比，仍有其可取之处。

首先，认知疗法不同于风行于二十世纪二十年代到五十年代的精神分析疗法，因为它重视病人的认知对其心身的影响，即重视意识而不是潜意识。精神分析疗法强调过去事件，特别是童年经历对个体的影响，重视潜意识中的症结而忽略意识中的思想或观念。认知疗法是针对精神分析疗法的缺陷发展起来的。因为精神分析治疗，常着重于心理与行为的潜意识和情感症结，而这种潜意识的欲望或症结，往往只是治疗师的分析和推测，不容易向患者解释，也不容易被患者接受，更难以作为治疗的目标来操作。认知疗法把着眼点放在认知上，它不必管看不到也抓不到的潜意识，只要改变这些可用语言描述的观念或想法，处理好不合理的信念即可。这种方法既具体又明确，易得到患者的理解与协作。

其次，认知疗法也不同于传统的行为疗法，因为它不仅重视不良行为的矫正，而且重视改变病人的认知，促进病人认知、情感、行为三者的和谐。

在临床治疗过程中，咨询师首先采用提问、出声思考、自我演示或模仿、记录等方法，帮助来访者学会发现和识别个人头脑中自动化的思维过程，从而找出导致不良情绪和行为反应的想法。然后再对这些想法进行真实性检验——将来访者的自动化思维和错误想法作为一种假设，鼓励他在严格设计的行为模式或情境中对假设进行检验，使之认识到原有想法中不符合实际的地方，并自觉纠正。

艾利斯的理性情绪疗法对于消除人的情绪困扰特别有帮助。为什么有人老是那么豁达乐观，一天到晚高高兴兴的？因为他碰到事情往好的方面想，他就想得很开，就一点儿都不会烦。而有的人总是往坏的方面想，老想对自己不利的情况，他就会烦。他们的认知和思维内容不同。这也是乐观者和抑郁者的区别。

经过长期的临床实践，艾利斯在1962年总结出了常见的会导致神经症症状的11条非理性信念：

1．每个人都需要得到每一位对他而言重要的人物的喜爱与赞扬。

2．一个人必须是全能的，在各方面至少在某方面有才能、有成就，这样才是有价值的。

3．有些人是坏的、卑劣的、邪恶的，他们应该受到严厉的谴责与惩罚。

4．事情不如意是糟糕的灾难。

5．人的不快乐是由外在因素引起的，人是无法克服痛苦的。

6．对可能（或不一定）发生的危险与可怕的事情，应该保持高度警惕。

7．对于困难与责任，逃避比面对要容易得多。

8．人应该依赖他人，而且要依赖一个比自己更强的人。

9．一个人过去的经历是影响他目前行为的决定性因素，而且这种影响是永远不可改变的。

10．一个人应该关心别人的困难与情绪困扰，并为此感到不安与难过。

11．一个人碰到的每个问题都应该有一个正确而完美的解决办法，如果找不到这种完美的解决办法，则是莫大的不幸。

我刚接触理性情绪疗法时，把这11条当作金科玉律，甚至鼓励学生将它们牢记心中，并将它们其同来访者的问题逐一对照，看他们的问题属于哪一条不合理信念，然后逐一批驳。但在临床实践中，我慢慢认识到，人们的不合理信念太多，是罗列不完的。东方人和西方人的不合理信念也会有所不同，判断一个想法合理不合理，是有文化差异的。比如很多东方人爱面子，很多西方人则不太在意；很多东方人强调孝道，很多西方人不大重视。

二十世纪七十年代中叶，西方心理学界提出了一种元认知（metacognition）理论。所谓元认知，通俗来说就是对认知的认知，亦即对认知方式、认知习惯的认知，涉及对认知过程的评价和监控的认知活动。该理论认为，心理障碍是由固执的思维方式、对自我不合理信念的失败调节造成的；负性思维方式比负性思维内容更危险。

艾利斯理性情绪疗法所总结的导致神经症症状的11种不合理信念，都属于负性思维内容，而不是负性思维方式。如果我们在咨询和治疗过程中，只是逐一批驳来访者的不合理信念，那么他以后遇到新的问题又会产生新的不合理信念，这是一种治标不治本的方法。"授人以鱼不如授人以渔"，只有帮助来访者掌握正确的思维方式，养成良好的思维习惯，才能帮助他在今后的生活中自己解决问题。

二十世纪七十年代后期，艾利斯感觉到罗列不合理信念很可能挂一漏万，于是进一步把这些不合理信念归并为三大类，即人们对自己、他人、环境及事物的绝对化要求。但此种归纳并未从元认知的角度对不合理信念的特点做出完整、准确的概括。

理性情绪疗法主要强调与不合理信念辩论。咨询师会问来访者一些问题，帮助来访者改变不合理的信念。至于这些信念为什么不合理，怎样才能使这些信念合理，这一疗法并未给出令人满意的解答。

除上述局限外，艾利斯不大重视咨询师对来访者的态度因素对咨询有效性的影响。但是我们很难想象，在没有真诚、通情和积极关注的情况下，会产生怎样的咨询效果。

二、认知行为疗法

当前，在全球范围，特别是在美国，最为流行并占主导地位的疗法是认知行为疗法（cognitive behavior therapy，CBT）。该疗法有多种变式，影响较大的除早期将认知疗法与行为疗法整合在一起的梅肯鲍姆认知行为疗法外，还有后来的辩证行为疗法（dialectical behavior therapy，DBT）以及接纳与承诺疗法（acceptance and commitment therapy，ACT）。

辩证行为疗法（DBT）是由美国华盛顿大学的心理学家马莎·莱恩汉（Marsha Linehan）教授在二十世纪七十年代提出的一项心理治疗技术。它是由传统的认知行为疗法发展而来的。它结合了东方禅学的辩证思想，强调在"改变"和"接受"之间寻找平衡。辩证行为疗法最早被应用于治疗边缘型人格障碍及存在反复自伤、自杀行为的患者。边缘型人格障碍被认为是情绪失调的产物，而辩证行为疗法可对情绪失调导致的紊乱行为进行治疗。它通过一系列技巧训练，帮助患者认识自我，学会调整情绪，建立良好的人际关系，并学会承受生活中不可避免的痛苦。在莱恩汉教授提出辩证行为疗法的概念后，该疗法得到了迅速发展，并被应用到对进食障碍、物质成瘾等疾病的治疗中。

接纳与承诺疗法是由美国内华达大学的心理学家斯蒂文·C.海斯（Steven C. Hayes）教授及其同事于二十世纪九十年代创立的一种心理治疗方法。海斯认为，人类的痛苦在于用僵化的规则来行事，不能完全地活在当下而沉湎于过去或未来。接纳与承诺疗法的目标是提高心理灵活性:强调面对不利现实，能改变的就去改变，改变不了的则要接纳，即提高心理改变的能力。该疗法旨在寻求建立更广泛、更有效的应对方式，而不仅针对狭窄的心理问题的具体的认知内容进行反驳。

接纳与承诺疗法与辩证行为疗法、内观认知疗法一起，被称为认知行为治疗的第三浪潮，是认知行为治疗的最新发展。

第四章　建构主义

　　二十世纪后半叶，由于科学技术的飞速发展，人类逐渐进入了后工业和后现代社会，与此相应地，在一些发达国家出现了所谓的后现代主义（post-modernism）思潮。该思潮对世界和人的本质提出了许多新的看法，对现代主义做了全面反思和批判。

　　作为一种重要的文化和哲学思潮，后现代主义不但在文学、艺术、建筑及其他学术领域产生了巨大影响，而且对心理学，特别是心理咨询和治疗的理论与实务也造成了强烈冲击。美国咨询协会（American Counseling Association，ACA）在1996年召开的世界性会议上，曾对"后现代的伦理问题"（ethical issues in the postmodern era）加以讨论，艾维（Ivey）和艾利斯（Ellis）等著名心理咨询、心理治疗大师在会上做了重要报告。

　　我在这里仅对心理咨询与治疗在后现代建构主义哲学影响下的新发展做简单介绍。

一、建构主义对心理治疗的影响

后现代主义并非一种独立的思潮，它包含着许多相互矛盾的概念和思想。法国和德国的结构主义、存在主义、浪漫主义，欧洲传统的虚无主义、不可知论，美国的反形而上学和社会批判论等，均是后现代主义思潮的源头。

西方国家的人们一般把十七世纪以前看作前现代主义时期，笃信世界是由上帝创造的，上帝是人类和万事万物的主宰。启蒙运动以后，随着科学的发展，理性成为至高无上的权威，人们认为世界是由一些独立于人类和上帝的自然法则所主宰的，人类可以通过一套客观和严格的科学程序发现这些法则，掌握控制世界的基本规律。反对迷信、崇尚科学的现代主义，作为普世价值成为多数人的共识。不幸的是，工业文明的飞速发展，并没有使人类进入一个更美好的世界。科学是把"双刃剑"，有其两面性。极端的科技理性（technological rationality）垄断了人类社会的各个方面，不易被标准化的人文科学遭到压制，这压制了人的多元性及独立性，导致了将人"物化、非人化"的倾向。自然科学的实证主义模式，在为人的研究开启一道新的大门的同时，使人们对人的研究迷失了方向。

另外，当代科学证实，宇宙中存在大量能够穿越电磁波和引力场的暗物质（dark matter）和暗能量（dark energy），人类可见的物质只占宇宙物质总量的4.9%。据美国太空网报道，在经过两年的研究后，一支国际科研小组总称，暗能量存在的可能性达到99.996%。但科学家对暗能量究竟是什么，仍知之甚少。就是说，我们人类对世界的认识十分有限，那么存在大量无法解释的未知现象也就毫不奇怪了。比如物质与精神的关系，意识与潜意识的影响，意念和情绪是否具有能量，特异功能甚至灵魂的有无等，都是有待探讨的问题。

自二十世纪七十年代以来，后现代主义对现代主义进行了全面批判，其中建构主义（constructionism）是后现代思潮的主要流派。建构主义认为，所谓的科学知识并不是对真实世界原状的准确反映，而是我们自己或社会用语言建构出来的，受时间、地点、环境及个人主观因素的影响，因而真理离不开特定的历史场合和价值体系，真理存在于我们的语言和文化之中。

既然知识和真理都是人创造出来的，而不是被发现的，那么这些必然是主观的、相对的。不存在绝对的、超时空的永恒真理，任何人都不可以把自己或某一团体的标准强加于整个人类或其他文化中。提倡多元化，包容异见，反对权威和常模，否认普遍真理的多元文化主义（multiculturalism），是后现代主义的一种重要思潮。

在建构主义思潮影响下，心理治疗完全被看作一种谈话活动，一种语言的艺术——一个人的问题是自己在用语言解释经验的过程中建构出来的，因此来访者自己才是解决自己问题的专家，治疗师的专家地位被彻底摧毁，他（她）的任务和职责只是引导来访者重新审视和叙说自己的生活经验，利用自己的资源解决自己的问题，而不是把某种所谓的真理强加给来访者。

主张对人类文化兼收并蓄的多元文化主义，一方面提倡对各种治疗理论的整合与方法的兼容，一方面强调治疗理论与方法的本土化，考虑不同阶层、不同民族、不同地区、不同时代的文化差异，提倡有弹性的、多样化的助人活动。这两条路线共同导致了多元文化治疗运动的兴起，使之成为继精神分析、行为主义、人本主义、认知主义等治疗学派之后的第五大势力。

在当代社会，人们生活节奏加快，加之对经费和人力、物力的考量，传统的长期治疗越来越不受欢迎，而强调时效的短期治疗越来越受到人们的青睐。二十世纪七十年代，人们首先针对耗时费力的精神分析方法发展出了心理动力学取向的短期治疗。在二十世纪九十年代以后，整合各种理论和方法的短期治疗及以问题解决为导向的短期治疗逐渐成了热门。

下面重点介绍在建构主义思潮影响下，发展很快又颇具特色和可操作性的两种治疗方法。

二、聚焦于解决的短期治疗

聚焦于解决的短期治疗（solution focused brief therapy，SFBT）亦称解决取向的短期治疗[①]，是二十世纪八十年代由美国威斯康星州短期家庭治疗中心（Brief Family Therapy Center）的创办者史蒂夫·德·沙泽尔（Steve de Shazer）及其韩国裔夫人英

① 也称"焦点解决短期心理治疗"。——编者注

淑·金·伯格（Insoo Kim Berg）共同发展起来的。

现代治疗学派均信奉科学的决定论和因果观，认为无论是身体疾病还是心理疾病，均必有其病因，搞清原因，对症下药，问题便迎刃而解，并认为非如此不能治本。但沙泽尔夫妇及他们的同事在进行家庭治疗的过程中发现，很多问题原因复杂——"公说公有理，婆说婆有理"，"清官难断家务事"的情况是很常见的。因为站在不同角度的人所看到的"真相"是不同的，更何况生活像一团麻，"剪不断理还乱"，即使一个最简单的结果也往往不是由单一诱因决定的。有时，影响因素太多或互为因果，这常常使我们感觉云里雾里。

正是由于心理问题本身的复杂性，才导致产生了众多心理治疗学派。每个学派均宣称自己找到了真理，但所有这些理论都是用语言建构出来的假说，充其量是通过"盲人摸象"得出的片面认识。同一个来访者的问题，精神分析学派会认为是幼年精神创伤所致，人本主义学派则认为是不被周围人接纳、尊重使然，行为学派却认为是在成长过程中遭遇了不当的奖惩或学习训练不够造成的，认知学派则强调是来访者的不合理认知引起的。可见，所谓原因，不过是各种学派的主观解释而已。

深受后现代建构主义和系统论影响的沙泽尔夫妇，在治疗实践中感到，与其耗时费力、徒劳无功地寻找（实际上是建构）原因，不如直指目标，尽快寻找解决之道。他们借鉴中国古代阴阳平衡的思想，从太极图中受到启发。太极图的黑白两部分分别代表"阴"和"阳"，二者互补、互动，相辅相成。传统的治疗方法是，从原因入手，努力减少"黑"，沙泽尔夫妇则使用反向思维，主张从解决入手，努力增加"白"，白的部分越来越多，黑的部分就会越来越少。放弃寻找原因，这自然缩短了治疗时间，一种具有辩证思想的快速治疗方法就这样诞生了。

聚焦于解决的短期治疗关注人们的正向力量和生活中的积极因素，强调来访者的成功经验和成功的可能性，而不是把注意的焦点集中在问题和原因上。治疗师与来访者进行的是目标导向的谈话：治疗师通过建设性的前提问句（constructing presupositional question）引导来访者说出自己想要得到什么，想改变什么；治疗师通过讨论治疗前的改变（presession change）、例外问句（exception questions）、奇迹问句（miracle questions）、应对问句（coping questions）等技术，引导来访者发现在什么情况下或做什么感觉比较好，或问题在何时何地不会发生，或想象一旦问题解决了会是怎样的情况；治疗师通过对来访者的最初改变迹象（first sign）表达赞许（compliment）和鼓励（cheerleading），以及安排家庭作业（homework），不断巩固来访者的改变，使小的改变引出大的改变，最终依靠来访者自己的力量解决自己的问题。

三、重写生命故事的叙事治疗

叙事治疗（narrative therapy，NT）是由澳大利亚心理治疗师麦克·怀特（Michael White）等人于1980年代晚期创立的，是最具后现代特色的心理疗法，其理论基础是建构主义。

现代心理治疗师，常把某种所谓一般性或普遍性的问题原因及解决方法强加于来访者。而在后现代的治疗师看来，任何来访者都是独特的个体，都具有独特的成长环境和人生经验，所以认为其患有某种精神疾病，并采用某种所谓"正确的治疗方案"的传统模式是不适当的。所有后现代的心理治疗，均是特定性或个别化的，而非普遍性或类型化的。

怀特认为，生命中的问题是由人对经验的叙事所定义或决定的——一个人对某事物的叙事（故事）或命题，构成了这个人对那事物的经验，经由不断重复，这些叙事逐渐稳固为"真实"，使叙事者陷入自己所建构出来的现实里。也就是说，使来访者陷入其中的是那些由语言建构的故事。这些故事本身就是问题——问题存在于来访者有问题的叙说或语言中。心理治疗就是要引导来访者，将其目前对生命经验或问题的叙述，转变为另一种有助于问题解决的叙述。因此，心理治疗可被定义为一种语言性的、叙述性的工作，是一种会话管理过程，而心理治疗师应该是精通谈话艺术的大师。

传统的医学或心理学治疗模型均由三个要素组成：一是搞清问题成因，二是将问题命名归类，三是提出解决办法。解决取向的短期治疗只有第三个要素；叙事治疗则否认第二个要素，认为不可能也无必要将问题归类，该疗法强调每一个案的独特性。叙事治疗认为，问题本身及形成原因均存在于个人的语言中，来访者的故事或叙事就是问题的成因；要解决这些问题，就需要将原有故事加以重述。为此，治疗师必须帮助来访者建构或讲述一个关于他（她）的经验的新故事，这个新故事（叙事）与原故事（叙事）相比，较少压迫性，较多解放性，可为自己提供新的选择，为新的生命经验铺路。

在叙事治疗中，治疗师的工作是倾听并回应来访者的叙述，通过自己的介入，改变来访者认识世界的思维方式和习惯性的消极用语，借助询问、质疑、解释、阐述及忽视等谈话技术剖析来访者的自我认识，挑战其对自己生命经验的叙述，从而帮助来访者创造新的较为轻松积极的故事，并按照新的故事去生活。

许多现代的或传统的治疗方法，也常帮助人们重新认识自己过去或现在的经验，如精神分析会为来访者做出对问题的解释，促使其领悟；认知疗法也会质问并批判来访者对自己问题的观念与假设，以转变其不合理认知。然而与后现代叙事疗法不同的是，所有传统的或现代的治疗学派均声称，依据他们的理论系统所提出的观念与看法，反映了某种超越语言的真实或真理，而后现代主义的治疗师认为，这种真实或真理是不存在的，即使存在也是无法被证实的，更是无法被把握的。

建构主义以及在其基础上发展起来的两种后现代治疗方法，同我们以往信奉的科学理念，特别是与唯物主义世界观是背道而驰的，但我们仍不妨拿来一试，只要有效，何必拘泥于虚无缥缈的理论呢？我国的"改革开放"时期的"不争论"理论问题，与后现代建构主义也算不谋而合吧！

第五章　阴阳学说

阴阳学说源远流长。中国古代文献中已有很多精辟论述：

一阴一阳谓之道。（《易传·系辞上》）

道生一，一生二，二生三，三生万物。万物负阴而抱阳，冲气以为和。（《道德经》第四十二章）

阴阳者，天地之道也，万物之纲纪，变化之父母。（《黄帝内经》）

阴阳和静，鬼神不扰。（《庄子·缮性》）

阴阳错行，则天地大絯。（《庄子·外物》）

起源于远古时代、据说为七千多年前的伏羲所创、被称为"中华第一图"的太极图，是对阴阳理论的形象表达。

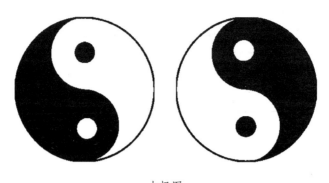

太极图

《易经》有言："易有太极，是生两仪，两仪生四象，四象生八卦。"

太极图看似简单，但其内涵博大精深，它是对宇宙、物质、生命和精神世界本质的高度概括。

图中黑色代表阴，白色代表阳，寓意世界上任何事物都是个复杂的系统。小至基本粒子，大至宇宙洪荒，从微观到宏观，从物质到精神，从自然现象到社会现象，均是由无数方位和无限层次的"阴"和"阳"组成的对立统一体，其内部均共存两种力量，且这两种力量存在交感和互动。

图中白里有黑，黑里有白，寓意无论"阴"还是"阳"，都不是纯粹的、单一的，而是"你中有我，我中有你"的。世界上的人和事，无不好中有坏，坏中有好；利中有弊，弊中有利；得中有失，失中有得；真中有假，假中有真；是中有非，非中有是；恶中有善，善中有恶；美中有丑，丑中有美。

图中黑白两部分，酷似两条游动的鱼，寓意"阴"和"阳"在相互矛盾的运动中此消彼长，相互补充，相互转化，相辅相成；其中的两个小圆，则代表与外部条件相呼应、作为变化依据的内因；图中黑白交界处的"S"形的线则代表"阴"与"阳"的交互作用和动态平衡。

概而言之，万事万物，皆有阴阳；阳中有阴，阴中有阳；阴阳互动，此消彼长；阴阳平衡，相辅相成。阴阳图的这四点寓意，恰与马克思主义辩证法的对立统一规律相吻合。

阴阳辩证疗法的核心理论，是太极图揭示的阴阳四论：全面论、相对论、发展论、平衡论。

一、全面论

太极图的寓意之一是"万事万物，皆有阴阳"。这提示我们看待问题一定要全面；遇事不能以点代面，以偏概全，也不能只见树木，不见森林；对人不能攻其一点，不计其余，也不能全盘否定或全盘肯定；要学会多角度、多层次地看待事物；要看到尺有所短，寸有所长，凡事有利有弊。在大好形势下要看到阴暗面，在困难的时候要看到成绩和光明。盲人摸象的故事很有哲理。无论自然科学还是社会科学，无论对宏观世界还是微观世界，人类的认识都仅仅是"九牛一毛""沧海一粟"，充其量是管中窥豹的一孔之见。每个人、每个团体都有自己的盲点和局限，意识到这一点，对增强理智、减少无谓的争论十分必要。

二、相对论

太极图的寓意之二是"阳中有阴，阴中有阳"，提示我们真理与谬误都是相对的。任何科学发现都受时间、地点、条件的限制，没有"放之四海而皆准"、千秋万代永适用的普遍真理。把真理绝对化，追求绝对准确、绝对公平、绝对完美，好就全面好，坏就彻底坏，这种看问题绝对化的人和片面性的人一样容易出现心理障碍。特别是一些所谓有知识的人，常常把知识当作绝对真理，不分场合地乱套乱用，这种教条主义者既害人害己，又误党误国。解决的办法是倡导相对论，废黜绝对化，学会在危险中看到机遇（危机），在痛苦中体验快乐（痛快）；领悟舍即是得（舍得）、得即是失（得失）、大智若愚、大音希声、大象无形的哲理；认识到和谐社会需要公平，但公平永远是相对的，差别只能减少不能消灭，我们在争取公平的同时，要学会接受某些不公平。

三、发展论

太极图的寓意之三是"阴阳互动，此消彼长"，提示我们万事万物皆在发展变化之中。斗转星移，沧海桑田，只有看到变化，接受变化，与时俱进，才能永远立于不败之地。那种好就永远好，坏就长久坏的想法，均是"鼠目寸光"的"愚人"之见。塞翁失马，焉知非福。好事可以变成坏事，坏事可以变成好事。

取得成功不要得意忘形，遭遇失败也不要一蹶不振。要警惕乐极生悲，坚信否极泰来。要牢记外因是变化的条件，内因是变化的依据，外因通过内因起作用。要懂得"量变"引起"质变"，"小变"会带来"大变"的蝴蝶效应。要不断努力进取，勇于变革创新，促使矛盾转化。要寄希望于未来，"风物长宜放眼量"。

四、平衡论

太极图的寓意之四是"阴阳平衡，相辅相成"，提示我们看问题不能偏激，不能走极端。要牢记庄子所言："阴阳和静，鬼神不扰"；"阴阳错行，则天地大絯"。饮食失衡会导致身体疾病；心理失衡会引起情绪困扰；男女失衡会影响人类繁衍；贫富失衡会带来社会不稳定；物质文明建设和精神文明建设失衡，会使心理问题、心理疾病增多，甚至会导致道德沦丧。但平衡是相对的，没有绝对的平衡。平衡又是动态的，不是一劳永逸的。刚实现平衡，马上会出现新的不平衡；一个平衡被打破了，还会有新的平衡出现。平衡—不平衡—平衡—不平衡，循环往复，螺旋上升，就是一切事物的发展规律。

不合理信念或非理性认知的主要特点，概括起来无非是片面、绝对、静止、失衡。阴阳辩证疗法的主要策略就是，辅导来访者在看问题时变片面为全面，变绝对为相对，变静止为发展，学会阴阳平衡的中庸之道。

第六章　中庸之道

一、中庸为德

上一章最后讲到的阴阳平衡论，实际上就是作为中华文化精华之一的中庸之道。

世界上万事万物并非简单地由阴和阳简单构成，中国传统文化的中庸之道，其合理内核有助于克服非黑即白，把真理和谬误简单二分的思维方式。

中庸之道是我国古代儒家思想的重要组成部分，强调待人接物要保持中正平和，因物制宜、因事制宜、因时制宜、因地制宜。

孔老夫子甚至认为，中庸是道德的最高境界——"中庸之为德也，其至矣乎！"（出自《论语·雍也》）。

中庸思想的代表作《中庸》，原是《礼记》第三十一篇，相传为战国时期子思（孔子嫡孙）所作，是论述人生修养境界的一部道德哲学专著。书中记载孔子的话说："君子中庸，小人反中庸。"

古代儒学大师对中庸的理解不尽相同。北宋理学家程颐认为："不偏之谓中，不易之谓庸。中者，天下之正道，庸者，天下之定理。"而理学的集大成者，南宋哲学家、教育家朱熹则认为："中者，不偏不倚、无过不及之名。庸，平常也。"当代学者易中天的解释更直白："中，就是不走极端；庸，就是不唱高调。"

《中庸》既是对为人处世原则的精辟总结，又体现了做人的规范与智慧，因此，它对于人们提高自己的行为修养具有非常重要的参考价值。

《中庸》有言："喜怒哀乐之未发，谓之中；发而皆中节，谓之和。"意思是说：喜怒哀乐这些情感，在没有表现出来的时候，叫作"中"；表现出来符合节度，叫作"和"。在古人看来，"中""和"或中庸，乃是人生的大智慧。

故宫"中和殿"的名字即取自《中庸》："中也者，天下之大本也；和也者，天下之达道也。"该殿挂有乾隆御笔"允执厥中"的牌匾，意在提醒自己和官员，做事要不偏不倚、恰如其分，才能使各种关系和顺。

北京大学哲学系教授、中国哲学博士生导师楼宇烈先生指出："中国传统文化强调中庸之道，为什么要讲'中'呢？因为'中'就是保持事物的平衡。如果失去了平衡，就会产生偏差。'中'即适度，即不过，也没有不及。事物的平衡不是静态的、固定不变的，而是变动的、相对而言的。在这个时间、地点取得了平衡，到了下一个时间、地点又不平衡了，又得再调整，达到新的平衡，这就是动态平衡。"

"中国最后一位大儒家"梁漱溟终生奉行中庸之道，追求淡泊平和，他说："情贵淡，气贵和，唯淡唯和，乃得其养。"他还经常劝告自己的朋友："气盛不得平和，有损健康，气平情淡才是真。"

在某些年代，人们曾把中庸之道看成不偏不倚、折中调和、放弃原则的处世态度，并予以全面否定。实际上，作为人生哲学的方法论，中庸之道在历史长河中，对中国文化的发展有着不可磨灭的贡献。

二、过犹不及

中庸的关键是一个"度"字。凡事皆有度，过犹不及，真理超越一步便成谬误，无论什么事都要适度。

譬如，自卑和自大是两个极端，自信则为适度；懦弱和鲁莽是两个极端，勇敢则为适度；吝啬和奢侈是两个极端，节俭则为适度。

比孔子晚生一百多年的古希腊哲学家亚里士多德，与孔子的想法不谋而合，也把中庸看作美德。他在《尼各马可伦理学》一书中明确指出："两个极端都是不好的，而适当的时间、适当的对象、适当的关系、适当的目的、适当的方式，则是中庸和至善，为美德之所有。"

在以人为本，构建和谐社会的今天，提倡中庸之道，尤其有现实意义。许多人的心理问题或困扰来自看问题偏激，爱走极端。

什么叫和谐？和谐就是阴阳平衡！为此就要讲一点儿中庸之道，就要深刻领会下面一些话的含义，从而学会心理平衡，做事有度。

严厉必须有宽容来平衡。

严肃必须有活泼来平衡。

勤奋需要适当休息来平衡。

谦让必须要勇敢坚持自我来平衡。

慷慨大方必须用敢于说"不"来平衡。

认真没有灵活性来平衡就会变成刻板。

信任没有必要的自我保护来平衡则易受伤。

表扬为主没有适当批评来平衡就是不完整的教育。

争取成功没有降低欲望来平衡就会痛苦。

积极向上没有理性、平和的心态就会失败。

民主没有集中的整合就会成为洪水猛兽。

自由没有法纪的约束就会变成一盘散沙。

权利没有义务的制约会带来极大恶果。

一个人做事有度，阴阳平衡，才能内心和谐。只有官员和老百姓内心都和谐了，社会才能和谐稳定。

中国人民的伟大领袖毛泽东同志在《一九五七年夏季的形势》一文中明确提出："我们的目标，是想造成一个又有集中又有民主，又有纪律又有自由，又有统一意志、又有个人心情舒畅、生动活泼，那样一种政治局面。"

坚持中庸之道，反对极端主义，是促进社会和谐、实现上述局面的保障。

第七章 矛盾哲学

一、一分为二

早在二十世纪三十年代后期，毛泽东同志就在延安的窑洞里撰写了《实践论》和《矛盾论》两本哲学专著，发展了马克思主义的唯物辩证法。

他在《矛盾论》一书的开篇明确指出："事物的矛盾法则，即对立统一的法则，是唯物辩证法的最根本的法则。"

新中国成立后，毛泽东同志又用"事物都是一分为二的"名言，对辩证法的对立统一规律做了精辟概括。1956年，他在中国共产党第八届中央委员会第二次全体会议上的讲话中说："中国古人讲，'一阴一阳之谓道'。不能只有阴没有阳，或者只有阳没有阴。这是古代的两点论。"1957年在《党内团结的辩证方法》一文中更明确指出："一分为二，这是个普遍的现象，这就是辩证法。"（《毛泽东选集》第5卷）

毛泽东同志把辩证法、对立统一规律运用得炉火纯青，用"一分为二"思想做出很多神奇的预言。

还有一则关于"毛粒子"的传闻。据说毛泽东同志同一位物理学家讨论当代科学的最新进展，这位物理学家说国外发现了物质的最原始单位，因为不能再分了，所以叫基本粒子。毛泽东同志认为，基本粒子不"基本"，从哲学的观点来看，物质是无限可分的。若干年后，科学家们真的发现基本粒子里还有更小的成分。在一次国际会议上，物理学界的"大腕儿"们讨论，给这个新发现的粒子命名，有的科学家提议，应该叫毛粒子，很多学者赞成。

当然，毛泽东同志的"一分为二"思想主要不是用来解释物理现象的，而是一种斗争哲学，强调两个阶级（无产阶级和资产阶级）、两条道路（社会主义道路与资本主义道路）、两种主义（马列主义与修正主义）的斗争。

二、合二而一

中共中央原党校校长，当代著名理论家、哲学家杨献珍，又对"一分为二"做了补充，说事物都是"合二而一"的。

1964年4月，杨献珍在中央党校新疆班所做的《要学会掌握对立统一规律去做工作，在实际工作中尊重辩证法》的报告中说："'合二而一'同'一分为二'、'二本于一'一样，都是对立统一的通俗表述。""矛盾的两个侧面是不可分离地联系着的，当强调一个侧面的时候，不可忘记了另一个侧面。"

其实"一分为二"与"合二而一"两种说法都不错，前者强调矛盾双方的对立性、斗争性，后者强调矛盾双方的统一性、依存性，合起来则更加完整准确。事物既是一分为二的，又是合二而一的，这就是辩证法的核心——对立统一规律。

一个树叉，从下往上看是一分为二，从上往下看就合二而一了。

一张纸有正面有反面，这是一分为二，正面、反面合起来才成为这张纸。

一个人有优点有缺点是一分为二，合起来才是这个人。如果一个丈夫对妻子说："一分为二，我只爱优点。你的身材不错，脸也长得好看，把这些给我吧。'好吃懒做'啊，爱发个小脾气啊，我都不要。一分为二，你把优点嫁给我，缺点留给你妈妈吧。"这是不可能的，当她和你结婚的时候，优点和缺点都是"合二而一"打包一起嫁给你的。

经济上有公有制和私有制，这是一分为二；两种经济体制合二而一，取长补短，相互促进，才有利于经济的繁荣。

世界上有无产阶级和资产阶级，有社会主义和资本主义，这是一分为二；两个阶级、两种主义合二而一，才构成了当代人类社会，应和平共处、共同发展。

无产阶级和资产阶级谁也离不开谁。无产阶级是从哪儿来的？比如有人办工厂请你干活，他就是老板，你就是工人，他是资产阶级，你是无产阶级。如果你非要消灭资产阶级，那你就下岗失业了。

无产阶级是先进阶级，与封建地主阶级相比，资产阶级也是先进生产力。大工业生产，采用现代的科学技术和管理方法，难道不先进吗？前些年曾有争论说民营企业家可不可以入党，我的观点是越多越好！你看任正非、曹德旺的贡献不是很大吗？他们的道德情操更是贪官污吏望尘莫及的。所以咱们人大代表、政协委员里边也有一些民企老板，我觉得是对的，无产阶级和资产阶级既对立又统一，既相互冲突又相互依存，还是和平共处、互利共赢为好。

"一分为二"与"合二而一"，既是对马克思主义辩证法三大规律（对立统一规律、质量互变规律、否定之否定规律），也是对阴阳辩证理论的高度概括和形象表述，既方便记忆又通俗易懂，十分有利于在广大群众特别是在青少年学生中普及辩证法思想。

将上述古今中外理论梳理一下，我们不难发现，行为主义疗法强调改变行为，认知主义疗法强调改变认知；人本主义疗法强调看事物的积极方面；阴阳辩证疗法强调的则是如何找到事物积极方面的思维方式，并在改变认知的基础上积极行动。为了同国际接轨，我们可将其称作以阴阳理论为基础，或用阴阳理论整合起来的人本—认知—行为疗法。

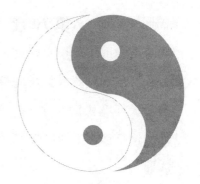

方法篇

　　阴阳辩证疗法的基本方略是将上述几种理论整合起来，以人本为前提，在与来访者建立良好关系的基础上辅导来访者学习掌握阴阳辩证的思维方式，逐步养成阴阳辩证的思维习惯，学会中庸之道，既一分为二又合二而一地看待一切事物，对人、对己、对事多看积极方面，改变认知结构，重建人生经验，从而摆脱心理困扰，习得良好行为。

第八章 变片面为全面

法国作家莫泊桑在小说《一生》里有句名言："生活不可能像你想象的那么好，但也不会像你想象的那么糟。"

万事万物皆有阴有阳，任何事物都有正、反或好、坏两个方面。悲观抑郁的人往往只看阴暗的一面，乐观开朗的人则习惯于看阳光的一面。

大雨过后，抬头看天，看到的是彩虹白云；低头看地，看到的是积水淤泥。

阴阳辩证疗法的首要方略是变片面为全面。简单说来就是改变来访者的不良思维方式，引导其从多种视角看问题，特别是要多看事物有利的或积极的方面。

具体操作起来，可采用以阳克阴、以阴克阳、多重视角三种策略。

一、以阳克阴

太极图中白的部分增加了，黑的部分便会自然减少。焦点解决短程治疗，采用的就是这种以阳克阴、用积极因素取代消极因素的策略。

1. 学会"正面关注"

为了"以阳克阴"，我们首先要学会无条件看事物的阳面，也就是积极方面。

先讲个小故事：

一个老太太有两个女儿，大女儿卖伞，小女儿卖鞋。每到晴天，老太太就唉声叹气，担心大女儿的伞卖不出去；每到雨天，老太太又满脸忧愁，担心小女儿的鞋卖不出去。一位整天乐呵呵的邻居劝慰她说："你为什么不往好的方面想想呢？你看，雨天大女儿的伞就好卖了，晴天小女儿的鞋就好卖了。"老太太听完一想，立刻喜笑颜开，从此不再愁眉不展。

"正面关注"对于学校教育工作而言尤其重要。

在二十世纪八十年代，北京通州一所小学有位模范班主任刘纯朴，称赞一个全校闻名、外号"三王"（淘气大王、调皮大王、打架大王）的小男生身体好，是"三好"中的第一"好"，并让他在学校运动会上显身手、做贡献。孩子在老师的鼓励下，逐渐增强了自信，不断进步，终于从"三王"变成"三好"学生。

一个女孩在咨询时对我很不友好，我向她反馈这一点，她说："我不是冲你，我对所有老师都这样！"她妈妈对我解释说："女儿小时候很活泼，刚入小学时，上课经常说话，有一次班主任老师用一个大大的夹子，把她的嘴唇夹了一节课。从此后，她就变得沉默寡言，仇恨所有的老师，到了中学依然对老师充满戒心和敌意。"如果这位老师能像刘老师那样，夸奖这个女孩活泼开朗，表达能力强，经常让她在课堂上发言，那现在她一定是位聪明伶俐、尊敬师长的好学生。

一个学生抱着书，趴在桌上睡着了。如果老师认为这孩子一拿起书就睡觉，便会将他推醒，并会骂他"没出息"；如果老师认为他很用功，睡着了还抱着书，就会劝他早点儿休息，并夸他学习很刻苦。学生会喜欢什么样的老师呢？在哪种教育模式下，学生会更喜欢学习呢？答案是不言自明的。

一个孩子智力一般，学习不好，但看到孩子忠厚老实、吃苦耐劳的一面，家长就会心态平和、坦然接受，而不会着急上火、徒增烦恼了。

许多婚姻危机是因为发现了对方的某些缺点或错误而产生的，倘若不是原则问题，多想想对方的优点或恋爱时的美好，便可弱化矛盾、缓解危机。

常常有孩子抱怨妈妈、丈夫抱怨妻子"唠唠叨叨"。岂不知那是她在意你、关心你；那是她在做"健心操"，把情绪宣泄出来就不得病了。如果你这样想一想，心里就不会烦了。

古语云："尺有所短，寸有所长。"用其所长，皆为"人才"；用其所短，全是"蠢材"。没有优点的人和没有缺点的人一样，都是不存在的。"蠢材"不过是放错了位置的"人才"，关键是要无条件地去发现他的长处和优点。

发现优势，培养兴趣，挖掘潜能，努力提高自己，寻找并利用社会支持，对未来怀有希望和梦想，这些都是通过增加"阳"来减少"阴"的以阳克阴策略。

伟大领袖毛泽东同志教导我们："我们的同志在困难的时候，要看到成绩，要看到光明，要提高我们的勇气。"当然，即使在大好形势下，也要看到阴暗面。

以阳克阴策略的口诀是"这方面不好，那方面好"。

这个人有毛病，但是也有优点呀！

这个孩子学习不好，但身体挺好啊！

这个工作活儿累，可是薪水高啊！

这个单位离家远，可是领导对我不错啊！

这样换个角度看，是不是就可以感觉好一点儿了？

所以无论是看人、看事、看己，换一个角度，从不同的侧面去看，一定能发现好的积极的东西，这样你就想开了。

2. 练习积极叙说

大学毕业后，我在煤矿劳动十年。当时国家经济十分困难，凭票供应的酒不够喝。一位师傅找到半瓶酒，叹口气说："咳！就剩半瓶了！这过的什么日子？连酒都不够喝。"于是喝闷酒，耍酒疯，喝完了骂人，大家都讨厌他。另一位师傅也好不容易找出半瓶酒，一看就乐了："哇！还有半瓶啊！来！小郑，喝一口！"我当时不会喝酒，每月给下井矿工特供的三斤酒，都孝敬这位心态阳光的师傅了。

同样的半瓶酒，你看到的是空的那半还是满的那半，用不同的语言来表述，感受就截然不同。"咳！就剩半瓶了！"难受了。"哇！还有半瓶啊！"开心了。所以，我们不但要学会全面地看问题，还要学会积极、正向地表达。

有个小伙子从武汉来北京找我做咨询。坐下后，他一脸倦色地说："老师，我真倒霉！最近事事都不顺。来时乘火车，不但没买到卧铺，连坐票都没有，整整站了八个多小时，直到郑州站，身旁有人下车，我才混上个座位，所以今天精神特别不好。"我认真地对他说："在开始咨询前，请你面带微笑，把这件事按我说的重新叙说三遍——'老师，我运气真好！这次来北京，虽然没买到卧铺和坐票，可碰巧半路有人下车，我整整坐了八个多小时，中间还眯瞪了一觉，所以今天精神特别好。'"叙说完毕，我问他感受如何，他说："感觉好多了！早知道有这么简单的方法，就不需要来咨询了，我的问题多数都可以自己解决了。"

一个女孩失恋了，非常痛苦。我对她说："你有什么损失啊？你不就失去了一个不爱你的人吗？而对方失去了一个深深爱着他的人，你们两个谁的损失更大，谁应该更痛苦啊？"女孩按我的提示叙说了一遍，茅塞顿开，破涕为笑。

有位女士，她的丈夫工作很忙，二人聚少离多。一个偶然的机会，她发现先生同自己一个长相不漂亮但讲话声音很好听的闺蜜在电话里聊得火热，于是怀疑丈夫不忠，心里很不平衡，到我这里诉说委屈："有外遇也该找一个漂亮点儿的！难道我还不如那个丑女人？"我对她说："你工作那么忙，没时间陪他聊，声音甜美的闺蜜替你帮丈夫消除寂寞，你还有什么不放心的？若是他跟一个漂亮小姐聊，那不是更危险吗？"她恍然大悟，说谢谢老师点拨，高高兴兴离开了。

一天晚上，学校突然停电了，一个学生愁眉苦脸，心里老想："作业没写完，会挨老师批评；功课没复习好，会影响明天考试成绩。"他翻来覆去，一夜没睡好，第二天头昏脑涨，果然没考好。另一个学生高兴地说："停电太好了，今晚不用熬夜学习了。作业没写完，老师会原谅；大家都没时间复习功课，考试名次不会受影响。"他提早上床睡觉，第二天精力旺盛，考试的时候发挥很好。

有人问一位盲人是否痛苦，盲人含笑回答："和聋人相比，我能听见声音；和哑巴相比，我能说话；和瘫痪的人相比，我能走路。我还痛苦什么呢？"这就是无条件正面关注和积极叙说给人带来的快乐。

下面再列举一些无条件正面关注和积极叙说的句子：

> 我很丑，但我很温柔。
>
> 我个矮，但我很灵活。
>
> 我嘴笨，但我手很巧。
>
> 我人穷，但我志不短。

他身体不好，但脑子好。

那个人能力不强，但人品好。

这个职业工资不高，但福利好。

这个单位的工作内容辛苦，但人际关系和谐。

我国倡导以人为本，构建和谐社会，这是非常英明的主张。无条件正面关注和积极叙说，是以人为本的操作要领，指的是无论对任何人都要从正面看，即多看优点和长处，多关注积极因素，以鼓励、表扬为主，无条件给予尊重。只有这样，个人才有安全感，群体才有凝聚力。

老话说："好孩子是夸出来的。"心理学认为，表扬和鼓励是塑造良好行为的重要强化刺激，指责、训斥、打骂、惩罚不利于儿童的健康成长。不但儿童，成人也需要并喜欢表扬和鼓励，表扬和鼓励是社会和谐的润滑剂。

心理学家概括了人际关系的四种模式：一是"我好，你不好"（I am OK, you are not OK.）；二是"你好，我不好"（You are OK, I am not OK.）；三是"你不好，我也不好"（You are not OK, I am not OK.）；四是"我好，你也好"（I am OK, you are OK.）。

哪种关系最和谐？当然是悦纳自己、善待他人的第四种。最不和谐的是"天下乌鸦一般黑""世上无好人"的第三种。自卑、"媚外"是第二种模式。"大字报""大批判"盛行时，一些人看待事物的态度则属第一种模式的极端。正是这种不断地批评，搞得人与人之间互有戒心，闹得个个灰头土脸。当群体中的每个人都瞪着"乌鸡眼"彼此挑毛病乃至相互"揭发"时，还侈谈什么增强团结和战斗力呢？

有人会问，难道对缺点、错误，特别是贪污受贿、腐化堕落等不良现象也放任不管吗？当然不是！但解决腐败问题主要靠法律威慑、体制制约和媒体监督，而不是靠相互轻描淡写、不痛不痒的批评，更不能靠自我反省的所谓"觉悟"。

我主张以表扬鼓励为主，用积极因素克服消极因素。好比对付癌症，西医的办法是通过手术或化疗清除癌细胞；中医的策略是扶正祛邪，调动自身的免疫功能去战胜癌症。二者都可行，但哪种更可取呢？起码要二者相结合或用后者给前者以补充吧！

有人又会问，"我好，你也好"的相互表扬不就成了一团和气吗？我的回答是：一团和气有什么不好？和气生财嘛！何况干部也不容易，咱们老百姓应该体谅。当然，干部也要体谅老百姓的疾苦，全心全意当好人民的公仆。干部群众互相都能这样去看，这多和谐啊！

3. 常用的方法和技术

在心理治疗领域，以阳克阴的具体方法有很多，常用的有以下几种。

（1）强化法

这是一种典型的行为改变技术。

根据学习理论，人类的行为，除了少部分与生俱来的本能，如眨眼、吮吸、抓握、膝跳等，是不需要学习的无条件反射，其余大部分是后天习得的。特别是人的社会性行为，无论正确的还是错误的，都是通过模仿和条件反射学习来的。

巴甫洛夫和斯金纳的动物实验表明，形成条件反射的重要前提是受到奖励强化。

借鉴条件反射学说，当一个人出现正确行为时，给予其奖赏和鼓励，这一行为就会被保留下来，多次强化就会使他形成一种良好的行为习惯。正确行为多了，错误行为或恶习，自然就会减少或消除。因此，我们可以将此技术看作一种以阳克阴的方法。

在对儿童和青少年的教育工作中，奖励强化法特别适用。试举几例：

一个孩子上学经常迟到，上课经常说话，课后经常不写作业，老师往往会批评说："你怎么上学老迟到！上课老说话！课后老不写作业！"其实这个孩子也有上学不迟到、上课不说话、课后写作业的时候。如果老师没有以人为本，没有采取无条件正面关注的方法，教育效果通常不会好。若老师采取无条件正面关注的方法，那么他应该在孩子不迟到、不说话、写作业的时候给予表扬，强化其正确行为，并鼓励他以后做得更好。这既是以阳克阴，也是对变片面为全面，变静止为发展策略的巧妙运用。

北京有一所小学，是我们心理健康教育的实验学校。我要求研究生做论文的时候要深入班级，担任副班主任。该校的班主任老师对我的学生诉苦，说班上有几个调皮捣蛋的男生软硬不吃，自己实在没办法，只好向家长告状，可还是解决不了问题。我的学生让几个孩子每人准备一个作业本，并写上"老师家长联系本"几个字。然后对班主任和家长说："从现在开始，我们每天都注意观察孩子的行为，然后只将其优点、进步和做的好事记在本子上，让学生回家拿给家长看，到校拿给老师看。一定要写具体的行为表现，不要空洞的表扬。"一个学期后，这几个"刺头儿"学生都有很大转变。著名主持人还将这位班主任和一个孩子及家长，请到中央电视台的节目上做嘉宾。

我们还有一所中学实验学校，学生中有很多追星族，追的都是歌星、影星。班主任老师在教室墙上设了一个"追星台"，对同学们说大家都是明星，可以相互追。又让学生每人都准备一个带粘胶的小活页本，看到谁有优点和进步或者做了什么好事，就记下来贴到追星台上。要写具体行为，而不是空洞的吹捧。班主任老师告诉他们："期末我们要评比，看谁得到的表扬多，谁就是最闪亮的明星；谁贴的纸条多，谁就是最好的追星族。"一年之后，全班同学都有很大进步。

在二十世纪八十年代，因为工作和户口问题，我和妻子两地分居，6岁的小儿子跟我住在学校宿舍。我睡得晚，起得也晚。有一天起床后，我发现桌上摆了一份豆浆和油条，这是我的最爱。晚上我对儿子说："告诉你一个秘密，昨天夜里圣诞老人来了，送给我最喜欢吃的礼物，你知道是什么吗？"儿子得意地笑了，以后经常做类似的好事。

后来，我的大儿子也到北京来了。不久，国内有了游戏厅，中小学生放学后经常不写作业，跑去玩游戏机。中央电视台的记者要来采访我，让我谈谈为什么孩子会痴迷游戏机。在记者来之前，我先问两个儿子为什么喜欢玩游戏机？大儿子讲了游戏机里的活动如何惊险刺激，如何吸引人。小儿子补充说："还有一个原因，游戏机从来不批评人，更不会骂人，它总是喊'打中了''成功了''你真棒''加十分'！当然人人都喜欢！"

上述几个案例都说明，无论在学校还是在家庭中，教育孩子一定要以鼓励和表扬为主，用积极因素克服消极因素。

作为正确行为强化物的奖赏，可以是物质的，也可以是精神的；可以是口头的，也可以是书面的，更可以是表情、动作等体态语；可以用某种抽象物做代币或奖励孩子去参与一种他喜欢的活动。

一位老师问我："您说要以表扬为主，对好学生，我当然会表扬，可我们班有两个学生，我就是用放大镜都没发现他们有什么优点，您让我怎么表扬？"

提出这样的问题，主要还是因为他没有无条件积极关注，没有以阳克阴。具体说来有以下几个原因：

一是求全责备。人无完人，一个人不可能什么都好。

二是标准单一。主要看考试分数或学习成绩。

三是缺少自比。老是他比，看不到个人的进步。

四是只看结果。无视过程，看不到孩子的努力。

需要强调的是，无论鼓励、表扬，还是批评、指责，都要就事论事，针对具体行为，不能泛泛而谈，更不能肯定或否定整个人。类似"你很聪明！你很漂亮！"这样的表扬和"你真笨！你真坏！"这样的批评都是不可取的。

（2）渐进法

我在多年的心理咨询工作中，经常听到一些家长骂孩子又笨又懒，学习一塌糊涂。我这时就会同他们开玩笑：

——"您的孩子有多懒、有多笨？懒到什么程度，笨到什么程度？"

——"不怕您见笑，懒得没法说，笨得没法提！"

——"和狗熊比一比怎么样？会不会比狗熊更懒更笨？"

——"教授！您怎么说话呢？我们孩子怎么也不至于比狗熊还懒还笨啊！"

——"您别生气！跟您开个玩笑。只要不比狗熊差，孺子可教也！"

接下来我就对家长讲解马戏团是如何训练狗熊学把戏的。

狗熊躺着不动，驯兽师什么好吃的都不会给它。只要它一站起来抱皮球，就给它一块巧克力或者沾了蜂蜜的花生豆。然后，如果它抱起球往别处走，都不给食物，只有它往篮筐方向走，才给食物。走几步给一颗，走过头了就不给，只有它站在篮筐下才给。狗熊确实有些笨，如果是大猩猩，可以模仿学习，看见我们投篮，它也会学着投篮，但狗熊做不到。可是驯兽师可以抬起狗熊的胳膊，帮它把球投进篮筐。就这样天天练，用不了多久，狗熊就变得又不懒又不笨，一上场就抱着球去投篮了。

所有马戏团的动物都是用这种方法训练出来的。如果拿个皮鞭或电棍击打狗熊，那么只能把它打跑、打死或跟你拼命，不可能使它学会投篮。驯兽师的经验告诉我们，惩罚只能避免错误行为，而不能培养出正确行为。

我对家长说："你看，狗熊那么懒、那么笨，还能学会耍把戏，既然您的孩子不比狗熊差，怎么能学不会呢？"

有个家长不理解，回答说："您这个比喻不恰当！我儿子放了学就抱球去操场，不用你这么训练！我是要让他爱念书、爱学习！"

"爱读书很容易！把球换成书本，可以让狗熊天天看书学习。"

"那我们家长也不能天天用花生豆、巧克力哄孩子学习呀？"

"不必用花生豆、巧克力，只要他一拿起书本，你就夸夸他便足够了。"

我的小儿子上学之初，只要他一朗读，我就夸他声音好听，普通话比我标准；只要他一写作业，我就夸他字写得漂亮，作业很整洁，这么难的题都能做出来，太了不起了！在我的鼓励下，他从小爱学习，不但考上了北大，还在美国拿到了博士学位。

　　所以，让小孩子爱学习是一件非常容易的事情，就是让他在学习中得到快乐。如果老师总是批评指责，家长总是打骂训斥，孩子总是不开心，怎么可能喜欢学习呢？

　　学习文化知识本来是一件令人高兴的事，不懂的懂了，不会的会了，多好啊！所以孔老夫子兴奋地感叹："学而时习之，不亦乐乎？"

　　自从有了科举考试，学习就被和"苦"紧紧连在了一起。人们提倡刻苦学习、读书，"十年寒窗苦""学海无涯苦作舟""梅花香自苦寒来"，不但要苦，还要痛！要"头悬梁，锥刺股"！学习被和痛苦捆在了一起，从小接受这样的启蒙教育，孩子怎么会爱学习呢？

　　有位老师在我的课堂上发表不同意见："学习就是要刻苦，不可能快乐！"

　　我说："少一点儿死记硬背，多一点儿活学活用；少一点儿考试题海，多一点儿文体活动；少一点儿批评指责，多一点儿赞赏鼓励，学生不就会快乐一点儿吗？"

　　外国有个中学生，因为经常被训斥而讨厌一位老师，进而讨厌这位老师教的物理课。他在课上不听讲，课下不复习，更不写作业。第二年，换了一位物理老师，第一次摸底考试，这个学生只考了8分，老师和蔼地对他说："听说你不喜欢物理，从来不学竟然还能得8分，说明你不笨，下次考试只要你能得10分，我就会在全班表扬你。"他稍一努力，第二次考了28分。老师发完卷子，对同学们说：

"这次考试比上次提高1分的请举一下手！"

"提高2分的请举手！"

"提高3分的请举手！"

举手的人越来越少。老师又问："还有提高更多的吗？"

只有这个学生举起了手："老师！我比上次提高20分！"

老师说："这次考试，你提高最多，是全班第一名！"

从此，这个孩子因为喜欢这位老师而喜欢上了物理，最后成了著名的物理学家，这是他本人自传中讲述的故事。

我们在学校和家庭见到的情况大多与此相反，通常是：

"你怎么又不及格？"

"你怎么刚及格？"

"你怎么才考70多分？"

甚至孩子考了98分，有的家长也会发火："怎么搞的？又是马虎丢了两分！"

还有些家长经常这样鼓励孩子：

"你考了100分，就允许你看电视。"

"你考了前三名，就给你买手机。"

"你考上重点中学，就给你买电脑。"

"你考上名牌大学，就带你去'新马泰'旅游。"

孩子觉得无法达到你的要求，就会放弃努力，自甘暴弃，你的奖赏和鼓励就毫无作用。

所以，教育孩子一定要循序渐进，不可要求太高或急于求成。

一位母亲说儿子放学后在外面玩，晚饭后才开始学习，而且一边学一边玩，每天都要写作业写到很晚。她儿子说自己本来是先写作业，写完后再玩，可是妈妈回来就不让玩了，所以只能先玩后学习，而且不能做得太快，早完成了妈妈会给布置另外的作业，所以才边学边玩。

对这种贪玩，写作业磨蹭、拖拉的孩子，一个简单的方法是：每天在他学习时，都给他计时，只要比昨天提前5分钟完成作业，就可以多玩5分钟或做他喜欢做的事，譬如看看电视或打打游戏。这样坚持一段时间，孩子就能逐渐养成抓紧写作业的良好习惯。

这种渐进法又被称作行为塑造（shaping behavior），对于成年人同样适用。

有位先生事业有成，只是在家中有点儿懒，他认为"君子远庖厨"，所以虽然下班回家比妻子早，但他从不做晚餐。妻子抱怨多次，丈夫屡教不改。学习心理咨询后，妻子活学活用，想出了一条妙计。

早饭后，她把米洗净放进锅里加上水。临上班前对丈夫说，自己今天有会议，要回来晚一点儿，请丈夫帮帮忙，下班回家把煤气灶的火打着。丈夫"遵旨"行事，妻子回来一再对丈夫表示感谢，丈夫很开心。第二天和第三天，丈夫主动打着了火，妻子再次表示感谢。几天后，丈夫见锅里只有米，没有水，于是他就加了水再打着火。又过了几天，丈夫见洗好的米放在锅外，于是往锅里加了米，再加水，再打火……不久之后，丈夫就接下了做晚饭的工作。

这位女士成功的秘诀有两点：一是"小步子"循序渐进，二是真诚感谢和夸奖。如果她要求先生一次到位，把做饭的任务立刻包下来，或者老批评先生笨手笨脚，挑剔他做的饭菜不好吃，是不会有好的效果的。

（3）代偿法

这是一种更为典型的以阳克阴法，简单说来就是某一方面的功能不足，可以用另一方面的功能来弥补。

一个明显的例子是盲人虽然眼睛看不见，但是耳朵通常比我们普通人要灵敏得多。门口一有人走动，就知道谁来了；手杖敲着敲着，靠回声就知道前面有障碍物了。他的耳朵代偿了一部分眼睛的功能。

在盲人中，有很多歌手和琴师，他们的乐感非常好。我从电视节目《挑战不可能》里看到，一位生来视力全无的女孩，被父母抛弃，收养她的外婆，从小培养她独立行走，独立做事，她能凭回声判断各种障碍物，后来她成为技艺高超、很受欢迎的钢琴调音师。

还有盲人足球队，靠听声音踢球。除此之外，我们在篮球场上也会看到身材不是很高的球员，靠灵活、速度快、投篮准，弥补了身高的不足，这都是功能代偿的表现。

失去双臂的残疾人可用双脚洗脸、刷牙、切菜、做饭、穿针引线、写毛笔字、绘画、开汽车、弹钢琴。在电视节目中，有位年轻人用双脚在鼻烟壶里面，画了凤凰卫视著名主持人鲁豫的头像，那可是内画啊！

有位外国朋友喜欢中国字画，我带他看一位残疾人的书画展。画家双臂全无，两只脚各夹一支笔，左右开弓，连写带画。朋友很喜欢，买一幅五千块，他不但不嫌贵，还要跟画家合影留念。画家说请等等，随后左脚夹着小镜子，右脚夹着梳子，将头发梳得整整齐齐，面带微笑同外国友人合影。

这是用脚代替了手的功能，还有用两条胳膊代替腿走路的。

山东临沂的陈州，小时候是个流浪儿，扒火车摔下来失去了双腿，成为"半截人"。他靠双臂支撑走路，13次登上泰山顶。中国的五岳名山，他爬了个遍。据说他登过60多座高山，就连那么陡、那么险的华山，他也十几个小时就爬上去了，有全程录像为证。他身残志坚，靠卖唱谋生。他的歌声很美妙，迷倒了一个打工妹。她认为小伙子有出息，与他喜结连理。2008年汶川大地震时，陈州组织了一个残疾人演出队，队里有看不见的、听不见的，有不会说话的，有只剩一条胳膊一条腿的，他们中有会唱的、会跳的、会吹的、会拉的，人才济济。他们通过义演，最终将超过35000元善款捐给灾区。他说："当年乞讨时，四川老百姓对我非常好，现在他们遭难了，我要报答他们的恩情。"陈州勤劳致富，不但买了三室一厅的大房子和小汽车，还补办了一场婚礼。他让妻子穿婚纱坐缆车上泰山，自己爬了一夜，日出时登顶献上大钻戒。婚礼很隆重，他们的女儿是伴娘。他们不但有女儿，还有个儿子，演出回来后，他们尽享天伦之乐，其乐融融。

陈州的事迹被各种媒体报道后，山西运城的一位从小下肢麻痹瘫痪、只能靠双臂倒立走路的年轻人受到激励，用11个小时倒立登上泰山，而他倒立下山只用了7小时。

1982年12月4日出生于澳大利亚墨尔本的励志演讲家尼克·胡哲（Nick Vujicic），生来就没有四肢。他靠正常的大脑和长在臀部的两个脚趾，在2003年从大学顺利毕业，还于2005年出版数字出版物《生命更大的目标》，并被提名为"澳大利亚年度青年"。 2008～2009年，胡哲两次来到中国多所高校演讲。2010年，他出版了自传《人生不设限》。2011年，他作客香港凤凰卫视谈话性节目《鲁豫有约》， 2013年5月，他开启东南亚巡回演讲，并于2014年出版书籍《坚强站立：你能战胜欺凌》。

以上种种，都与代偿有关。我给地震灾区设计心理辅导活动，其中一个活动的主题是"我还有什么？"。我们组织灾民讨论：房子倒了还有什么？还有人！亲人遇难了还有什么？还有政府！没有了上肢还有下肢，没有了下肢还有上肢，四肢都没有了还有大脑！尽管受了震灾，但我们并不是什么都没有了，还有很多资源可以帮助我们自救。还可以代偿！

这种代偿并非残疾人所特有。美国的一本书里讲了这样一个故事：有个女孩子，相貌平平，身材一般。从小学、中学到大学，什么校花、交际花、模特，大凡登台露脸的事，都排不上她，但是她不气馁，也不自卑，而是在学问、修养上狠下功夫。她读书很多，知识渊博，气质高雅，琴棋书画样样精通，成人之后，她成了第一夫人。这种心灵气质的内在美、高尚的品德和学问修养弥补了她外在的不足，也是代偿。

所以，无论一个人有哪方面的不足，都别用自己的缺点和别人的长处去比，而是可以另辟蹊径，在别的方面培养自己，发挥自己的所长，"以己之长，克己之短"。

俗话说，"笨鸟先飞""勤能补拙"。一个人智商不高，是可以通过刻苦学习、勤奋工作来弥补的。

在学校里，无论是小学、中学、大学，你都常常会看到，一些有生理缺陷或家庭贫穷的孩子，往往都很用功，他们的学习成绩通常比一般的孩子要好，因为他们知道自己有先天的不足，一定要用别的优势来弥补它。

上帝还是很公平的，你有这方面的优势，就可能有另一方面的不足；你有劣势也没关系，可以用别的方面的优势来加以弥补，这就是以阳克阴。

（4）转移法

心情不好时，做些感兴趣或有意义的事，转移注意力，也是一种行之有效的以阳克阴。

台湾辅导学会前任会长、我的老朋友钟思嘉教授，在他送我的书中说："当心中有消极负面的想法时，越想它，就犹如盐巴撒在伤口上，会越痛；就犹如车轮陷在泥沼中，越加油会越陷越深。"

所以，让一个人烦恼很容易，就是给他足够的时间来想自己有什么不开心的事。什么人的烦恼多？闲人的烦恼多！闲饥难忍，无事生非，八卦这个，八卦那个，牢骚满腹，怨声载道。整天忙忙碌碌的人，没空烦恼。

有人问最早研究压力的奥地利裔加拿大学者汉斯·塞利（Hans Selye）博士："你那么忙，是如何疏解压力的？"塞利回答说："我是用每天工作十二小时来解除压力的。"也就是说，他把注意力全部指向了工作，没有时间来想烦心之事。

我退休后全力投入社会心理服务，比在职时更忙了，曾有一个月坐了25次飞机，今天飞到这儿减压，明天飞到那儿减压。一位领导同志关心地对我说："教授，我们都压力大，请您来给我们减压，那我们的压力不都转到你身上了吗！你那么忙，你是怎么减压的呢？"

我回答说："我是通过讲课来减压的。第一，我把讲课和旅游相结合。我喜欢去边远地区，到新疆伊犁、喀什都是讲一天，游两天。第二，我把讲课和散步相结合。为什么不坐着讲？站着讲课不腰疼！计步器显示，我讲半天课在台上走了一万多步。"

转移的方法很多，比如看书或看电影电视、听音乐或唱歌跳舞、练琴棋书画、养花鸟虫鱼、跑步打球、逛街购物、打牌搓麻、旅游钓鱼等。英国萨塞克斯大学心智实验室研究表明，阅读能使压力水平降低68%，听音乐能降低61%，喝茶或咖啡能降低54%，散步能降低42%。我在讲课时边喝茶边散步，压力就只剩4%了，四舍五入便可忽略不计。

宋代大文豪苏东坡一生坎坷，曾多次被流放到偏远的艰苦地区。他每到一地，在为百姓服务的同时，利用当地特产研制出各种美味佳肴。作为有名的"吃货"，他是通过喝酒吟诗来摆脱烦恼的。

我曾在书里看到这样一个外国故事：

有个中年男人家里连续遭到不幸，在短短几个月内，妻子和两个孩子一个接着一个死去。这一连串的打击让他痛苦不堪，整天吃不下睡不着，老想："我做了什么坏事了，上帝这么惩罚我？"他整天在那儿愁眉苦脸，什么也不干。他身边还有一个5岁的小儿子，不大懂事，有一天看见几个小朋友玩小木船，在水上漂来漂去的，回到家央求爸爸也给他做一个。爸爸说："烦烦烦！哪有心情给你做？去去去！一边儿玩儿去！"儿子又哭又闹，没完没了，他只好找了一块木头，费了不少工夫，终于把小木船做好了。儿子拿着小木船特别高兴，又蹦又跳。儿子的兴奋感染了他，他就跟着儿子，看儿子在水池边跟小朋友们一起玩，比谁的小木船漂得快、漂得远。他看孩子们玩得很开心，突然有了感悟。他发现自己自从发生灾难以来，就今天这几个小时他没有感受到痛苦，没觉得烦恼。"看来我不能待在家里，待着就会不断地烦恼。"他想。于是他振作起来开始新的生活。你看，他帮儿子做一点儿事，是不是转移了注意力，不再老想自己有多么倒霉了？同时，他让儿子开心了，自己也就不抑郁了。

一些女同志每当心情不好或者和老公生气时，就拼命干家务，洗衣服、擦地板、打扫卫生或带孩子出去玩，这也是转移注意力，通过做有意义的事来以阳克阴。

（5）助人法

赠人玫瑰，手有余香。助人为乐，也是一种有效的心理调节方法。做点儿好事，给别人一点儿帮助，不但别人快乐，自己也会快乐。

有位才华横溢的作家，读大学时就已经出名了。他写作的权利曾一度被剥夺，不能发表作品了。他本来是以写作为生的，不让他写东西，他当然会很痛苦，很烦恼。不能写作，待着不是很无聊吗？总得做点儿什么啊！做什么呢？他去学了缝纫、刺绣、织毛衣。这个人很聪明，学什么都快，一点就通，很快就会了。

当时，一些人热衷政治运动，还有很多人是"逍遥派"，无事可做。可他却在那儿裁裁剪剪，做小衣服、小帽子，送给亲戚朋友、邻居同事，不但自己打发了时光，不那么空虚、寂寞了，周围的人还都夸他"心灵手巧，干什么像什么"。有人说他"就是聪明，不仅能写文章、写书，做这些针线活甚至比我这个女同志还棒"。你说这样的人会烦吗？他不但自己的生活充实了，心态也调整好了，在一片赞扬声中，他活得很开心。在那个时代过去后，他又重新拿起笔，写出大量作品。

我在煤矿劳动那些年，师傅平时叫我"小郑"。如果他家里来信了，他就会特别客气地对我说："郑老师！今天下班升井后请你喝酒。"平时师傅对我多有关照，那咱有机会也得给点儿回报。这些家信，报喜的、报忧的都有，念完信，我跟师傅唠唠家常，他和我的关系就更近了。接着再帮忙写封回信，就是根据他说的大概意思写一篇，再读给他听，师傅连声说："啊，挺好！挺好！还是你们文化人，就是会说。来！喝口酒，干一杯！"就这样，我学会了喝酒。

所以，不要以为我在煤矿劳动那些年一直在痛苦中煎熬。虽然那时没有任何休闲娱乐活动，没有电影、电视，更没有游戏机和"卡拉OK"，而是每天出一身臭汗，下班吃饱了便睡觉，但是时不时有师傅请你喝一顿酒，这个感觉还是挺不错的。

十几年前，我在台湾参加一个心理辅导年会，听一位寺庙住持讲了他挽救一个年轻人生命的故事。一天，他见一个小伙子心神不宁，看起来很绝望，就问他怎么了。原来小伙子失恋了，不想活了，准备烧完香就跳崖自杀。老住持在与他交谈中得知他是个油漆工，就说："我们这个庙已破旧不堪，早就想粉刷一下，可是我们出家人笨手笨脚干不了，今天是佛祖显灵，派你来帮我们。反正你也不想活了，在临死之前再做点儿好事，帮我们给寺庙刷刷油漆，积点儿德，来世会有好报。"在小伙子刷漆的过程中，老住持不停地夸他手艺高、技术好，小伙子越干越来劲，粉刷完后，老住持一再表示感谢，同小伙子边吃边聊。最后小伙子想通了，原来他在做好事的过程中，重新看到了自己生命的意义和价值，增强了活下去的勇气。

美国"石油大王"洛克菲勒，年轻时绞尽脑汁做生意赚钱，钱确实赚了不少，但身体也累垮了，患上了严重的神经官能症。后来，他去做慈善事业，在一篇赞颂声中，心情越来越好，很快就恢复了健康。

2006～2008年，盖洛普公司做世界民意调查，访问了186个国家的20多万人，他们要受访者回答"上个月是否为慈善机构捐款"，以及"对生活是否满意"等问题。结果发现，无论国家贫富，个人收入多寡，凡是为慈善机构捐款的人，他们的生活满意度都较高，而且捐款对幸福感的影响，与家庭收入增加一倍对幸福感的影响相同。

2010年，比尔·盖茨和巴菲特倡议美国亿万富翁将至少一半财产捐给慈善机构。巴菲特宣布捐出自己全部财产的99%，他说："这是我最开心的一个决定。"

古语云，"仁者寿""人有善念，天必佑之；人若忠厚，福必随之"。俄罗斯大文豪列夫·托尔斯泰有句名言："应该多做善事，为了做一个幸福的人。"

积德行善，多做好事，心态阳光，哪里还会有"阴暗心理"存在的余地呢？

（6）心像法

通过想象来调整情绪的心像法亦称冥想法，也可用来以阳克阴。

一种是想高兴的事情，想你从小到大"过五关斩六将"的开心事。

比如，上幼儿园时，你登台演出过，唱过歌，跳过舞；你小学时考过第一，得过一百分；你中学有一次比赛获奖了，走上台领奖状；你拿到大学录取通知书；你拿到了升职任命书；你第一次约会；打球、打牌；等等。将当时那个场面在脑海里浮现出来，一定要出现画面，把那个感觉找回来，再重温一回，这时候你就感觉非常轻松、愉悦了。

对那些抑郁的人，或常常因倒霉之事烦恼不堪的人，不妨引导他回忆这些内容，让他感受到自己也有好的时候啊！如果你能把那些得意的事情经常在脑子里过一过，好好自我陶醉一下，你就不会那么烦了。

有时候，如果自己没有开心事，也可以想想别人，比如你崇拜姚明，可以想象自己就是姚明，身高2米26，在某一场球赛中，你一个人得了30多分，扣了10个篮，盖了8个帽，投了四个三分球！那个扣篮动作特别酷，就是你做的，想一想就觉得"真美"！如果你崇拜巩俐、章子怡，就想想在电影节去领奖或颁奖，找找那个感觉。

当然也不能老做白日梦，老是想入非非，生活在幻想当中。整天在那儿扬扬得意、沾沾自喜，只幻想而不努力做事，是绝对不行的。但是心情不好的时候，你不妨这么调节一下。偶尔想想是可以的。

还有一种想象更简单易行，更值得推广，那就是想象美好的景色，像"小桥、流水、人家"呀，像蓝天白云、草地、鲜花呀，像"采菊东篱下，悠然见南山"呀，像"床前明月光""月上柳梢头"呀，都可以。

下面是我在给一些党政干部、企业管理者和白领减压时，经常使用的冥想引导语：

（柔和的音乐响起）

请大家闭上眼睛，先做几个深呼吸。用力地深深地吸一口气，吸满，下沉，把腹部膨胀起来，憋住气，再慢慢地吐气，吐长气，要慢、要匀。好，再用力深深地吸气，吸进氧气，吸进能量，让氧气随着血液慢慢地渗透到你的全身，你的全身充满了力量；然后再慢慢地吐气，吐长气，吐出二氧化碳，吐出你的烦恼和不快乐。好，吸气，吸进能量，吐气，吐出烦恼。吸气——吐气——吸气——吐气……

下面，想象你来到了一片大草坪上，绿草如茵，草坪厚厚的、软软的，现在你躺在了草坪上。微风拂面，你感受到了泥土和青草的气息。你的周围开满了鲜花，五颜六色，红的、黄的、蓝的、紫的，你闻到了花的香味。花的周围有几只蜜蜂和蝴蝶在轻轻地飞舞，你听到了蜜蜂的嗡嗡声。

你的左侧是一湖秋水，水平如镜，一点儿波浪都没有，只有几只野鸭和天鹅在轻轻地游动，"白毛浮绿水，红掌拨清波"。你的右边是一片树林，树木密密的，林间有条小路，曲曲折折，非常幽静，你听到了鸟和昆虫的鸣叫声。你的前方是一条小河，小河流水"哗啦啦"地响，河面上有座小桥，河边有几棵柳树，柳枝下垂，随风摇曳。

你的头上是一片蓝天，"蓝蓝的天上白云飘"，一大团白云，厚厚的，白白的，像一大团棉花一样，白云在下落，下落，下落，落到你身边。白云缭绕，紧紧地包裹着你，现在你躺在了白云上面。你的身体随着白云轻轻向上飘，越飘越高，越飘越高，你的身体越来越轻，越来越轻，你飘啊飘，有一种飘飘欲仙的感觉，高空非常凉爽，非常舒服。你的身体随着白云飘向远方，越飘越远，越飘越远，飘到了大海边。

蓝色的大海，金色的沙滩，阳光，海浪，沙滩。白云载着你的身体下落，下落，下落，你的身体在下沉，下沉，越来越沉，越来越沉，落到地面。现在你躺在了沙滩上，沙子细细的、热热的、软软的，太阳照在你身上暖暖的，你感到全身温暖，从头到脚，全身温暖。

海浪呼啸着，高高的浪头，白白的浪花，声音由远而近，啪——拍到你身上。海水好凉，好咸，海浪没过你的身体，又慢慢退下去，退下去，浪头、浪花消失了，声音越来越远，你再次感到全身温暖，越来越暖。又一个浪头拍过来，好凉，好咸，海浪又慢慢退下去，退下去，你再次感到全身温暖。

就这样，海浪一下又一下轻轻地拍打着你，啪——拍过来，哗——退下去，拍过来，退下去。你的身体一凉，一暖，一凉，一暖，海浪一下又一下轻轻地拍打着你，海水冲掉了你所有的烦恼和疲劳，你所有的烦恼和疲劳都被海浪冲得干干净净。

白云又落在你身边，你的身体又随着白云向上飘，越飘越高，越飘越高，你的身体越来越轻，越来越轻，你飘啊飘，又飘回了我们这里。白云在下落，下落，你的身体在下沉，下沉，越来越沉，落到地面。

现在你重新坐在椅子上，感到非常舒服，非常放松。放松，全身放松，头皮放松，额头放松，前额放松，眉头放松，面部、颈部放松，躯干、四肢放松，头皮放松，额头放松，前额放松，眉头放松，全身放松，继续放松，越来越松，放松，放松，现在你感到非常舒服，非常放松。

下面我从"五"倒数到"零"，随着我的数数，你会越来越清醒，当我数到"一"的时候，请你睁开眼睛，当我数到"零"的时候，你会彻底清醒。醒来后，你会感到精力旺盛，心情愉快，你的身体越来越好，工作效率越来越高，人际关系越来越和谐，你的睡眠很安稳，很香甜，你对未来充满了信心，你一定会成功，一定能成功！

好，五——四——三——二——一——零！

经常运用情绪心像法，你头脑中美好的事情多了，烦恼焦虑、悲观抑郁自然会少，这都是增阳减阴、以阳克阴。

（7）暗示法

积极心理暗示也是以阳克阴。

所谓暗示，指的是不自觉地、下意识地受了自己或别人言语行为的影响。受自己影响叫自我暗示，受别人影响叫他人暗示，受环境影响叫情境暗示。这种影响可以是正面的，也可以是负面的，"望梅止渴"是积极的心理暗示，"杯弓蛇影"则是消极的心理暗示。

消极心理暗示不但会使人得病，甚至会致人死亡。

据说美国有几个顽皮少年，将同伴蒙上眼睛，绑到了一条废弃的铁轨上面，当另一条轨道的火车疾驰而过时，这位少年因为强烈的恐惧感，心脏猝停而亡。

相反，积极心理暗示则对健康有益。

有一名被关在监狱中的犯人，其家中亲人突然发生不幸，他受到强烈刺激，嗓子突然发不出声音，哑了。医生没办法，请来心理学家，心理学家在了解情况后说："别着急！监狱领导对你很关心。有一种从美国进口的特效药，专门治你这种哑病，已经空运来了，扎一针就好，保证好！"过一会儿，穿白大褂的医生进来了，静脉注射，边推药边说："药流到肩膀、流到脖子、流到嗓子了，你的嗓子发热、声带发痒了。来！跟我学，啊——""啊——""我——""我——""要——""要——""说——话！""说——话！"就这样，他的哑病治好了。这不是娱乐节目，更不是我瞎编的，是中央电视台科教频道播放的。

心理暗示不但影响健康，也会影响事业。

为什么有人成功，有人失败？很重要的在于一个人给了自己什么样的心理暗示。积极的心理暗示，如"没问题，我能成！我一定能成功！"，使人充满自信，胆大心细，临阵不慌，可能就真的成功了。与之相反，消极的心理暗示，如"我能行吗？我要失败了怎么办？输了多丢人啊！"，使人犹犹豫豫，坐失良机，你就真的会失败。

心理学有一个著名的法则叫作"预言的自我实现"，或"自我实现的预言"。

比如，你清早起床眼皮跳，而且是右眼。你在上班路上，边开车边想："左眼跳福，右眼跳祸！今天右眼跳，可能要倒霉，要出事！会出什么事呢？我上有老、下有小，我可不能出什么事啊！"心里越想越乱，脑子一走神，车子追尾了。哎呀，真灵啊！这是谁让它灵的？是消极心理暗示导致的预言自我实现。

再比如，你总是说孩子"笨"，孩子听多了就会想，"反正我笨，学也学不会，干脆不学了"，于是越来越笨，你的预言在他身上实现了。

又比如考大学，你总是想："我可能考不上，我现在学习效率越来越低，看来上大学是没希望了。将来怎么办呢？一辈子没前途、没出息！"你这么一想，心里就烦，一烦，脑子就乱，就学不下去了，越学不下去就越着急，一着急，脑子就更乱，你更烦，更学不下去，如此恶性循环，最后没复习好，考试就会紧张，结果当然就考不上了。你看，被自己说中了。

如果对自己说积极的话："我感觉很好，学习效率很高，考上大学没问题！"你自己心情好了，学习效率就高了，信心也就增强了，最后考试也不紧张，发挥得好，你不就考上了吗？因此我在给中学生做高考心理辅导时，一个重要环节和方法是引导考生用积极心理暗示来增强自信心。

心理暗示的原理提醒我们，无论对自己、下级、孩子还是学生，都要多说积极的话，多说鼓舞士气、增强信心的话，少说泄气的话，多给积极的心理暗示，让大家都保持积极向上的良好心态。

（8）幽默法

幽默也可作为以阳克阴的有效方法。

高尚的幽默，不仅能给生活带来欢乐，而且可以冲淡矛盾，消除误会。

当碰到一种不可调和的或于己不利的情况时，为了不使自己陷入被动局面，最好的办法是以超然洒脱的态度去应付。在关键时刻幽默一下，往往可以使愤怒不安的情绪得到缓解，使紧张的气氛变得比较轻松。

举例来说，公交车司机突然急刹车，一位男士没站稳，撞到一位"摩登女郎"身上了。这位小姐很高傲，很娇气，她看到这个男的其貌不扬，服饰平平，便没放在眼里，用力推了对方一下，脱口骂了一句："瞧你那德性！"被骂的这位先生，既没生气也没发火，只对那位小姐笑笑说："小姐啊！您说错了，这不是德性，是惯性！"顿时把周围的人逗乐了。

你看，本来当众被漂亮小姐骂了一句，你很不舒服，甚至可能一天都会感到别扭。但是，开这么一个玩笑，大家一乐，你马上就不别扭了。

这时候难堪的是谁呢？是那位小姐。那位小姐为了摆脱尴尬，又对这位先生说了一句："你原来是惯犯啊！"再次逗笑众人，大家也就不那么讨厌她了。

幽默需要智慧，聪明人特别是领袖人物通常都很幽默。邓小平同志在"文化大革命"中历经磨难，七十多岁时复出工作，依然精力旺盛。一位外国朋友问他："您一生几上几下，为什么身体还这么好？"邓小平笑着回答道："我怕什么？天塌了有高个子顶着！"

在和人交往的过程中，我们常常会遇到一些窘迫、尴尬或者剑拔弩张的情境，此时一个得体幽默的举动，常常可以化干戈为玉帛，使剑拔弩张的局面顷刻化解，使窘迫、尴尬的人得以解脱。

在一方心情恶劣或双方发生冲突时，刺激性的语言无疑是火上浇油！就连叨叨不休的劝解，也往往事倍功半。而一句调侃的妙语，却常常能使对方变怒为喜，破涕为笑。可见，幽默是精神的"消毒剂"，和谐社会需要幽默作为"润滑剂"。

什么是幽默？单纯的搞笑、逗乐是滑稽，有趣可笑而又意味深长才是幽默。

笑和哭是人的两种主要表情，笑是阳，哭是阴，笑比哭好。引人发笑的幽默，显然是以阳克阴。

英国诗人雪莱说："笑是仁爱的象征，快乐的源泉，亲近别人的媒介。有了笑，人类的感情就沟通了。"

印度诗人泰戈尔也说："当一个人微笑时，世界便会爱上他。"

幽默能给生活带来欢声笑语，使世界变得更温暖、更可爱。

现代医学发现：人在笑时分泌的激素能消灭病毒。1975年，美国加州大学医学院发表一项研究，证实幽默和化学治疗对癌症病人的生命延续效果相同。

英国哲学家罗素说："笑是最便宜的灵丹妙药，是一种万能药。"西方有句谚语："一个小丑进城，胜过一打医生。"

战胜病毒的最好武器是自身的免疫力，影响免疫力的主要因素是情绪。在新型冠状病毒肆虐期间，人们经常笑一笑，也有助于增强免疫力，战胜疫情。

幽默是机智和富有创造性的表现。幽默的人，不开庸俗的玩笑，更不随便拿别人的缺点或生理缺陷开玩笑，而是以睿智的头脑、渊博的学识、诙谐的语言，巧妙地揭穿事物的本质和不合理成分，既一语破的，又使人容易接受。在一些非原则问题上，宁可自我解嘲，也不要去刺激对方，使矛盾激化。

二、以阴克阳

经常烦恼焦虑、悲观抑郁的人往往看到了生活中的很多阴暗面，因此在心理咨询和心理治疗的过程中，我使用最多的策略，是引导来访者多看"阳"面，以阳克阴。

但也有人只看到好的方面，盲目乐观，得意忘形，难免乐极生悲，这同样是一种片面性的思维方式，此时，引导其看看事物不好的一面，以阴克阳就很有必要了。

范进中举，喜极发疯，其老岳父胡屠夫将其一巴掌打醒，就是以阴克阳的典型案例。

古语有云，"直木先伐，甘井先竭""木秀于林，风必摧之""行高于人，众必非之"。

至今仍备受许多名人推崇的晚清名臣曾国藩有言："天道忌巧，去伪而守拙。"意思是，人不可过于聪明，"聪明反被聪明误"是常有的事。

树大招风，人杰招忌。阳气过重，锋芒毕露、盛气凌人者必败，低调守拙、韬光养晦、含威不露、以阴遮阳，往往是制胜之道。

1. 克服晕轮效应

以阴克阳首先要克服晕轮效应。

心理学中讲到的晕轮效应又称光环效应，指的是在人际交往中，一个人身上表现出的某一方面的特征，掩盖了其他特征，从而造成以偏概全的认知偏差。

有位女大学生，在班里年纪最小，刚上大学便开始谈恋爱，班主任问她喜欢对方哪些方面，她开心地说："那个人哪儿都好！哪儿我都喜欢！"陷入情网的人"智商会降低"，会有盲点，看不到对方的缺点。大学毕业后二人结婚，"锅碗瓢盆"一磨合，彼此的缺点暴露了，他们不到两年就离婚了，又在离婚后把对方骂得一无是处。谈恋爱时只看优点，"爱得没商量"是片面，现在只看缺点，"闹离婚打破了头"还是片面。

我在咨询工作中经常会碰到这样的年轻人。解决此类婚姻问题的简单方法就是引导热恋中的男女青年冷静下来，从多方面了解，看看对方有什么缺点，是否能改变。如果改变不了，自己是否能接受。只有能接受对方的缺点，才可以谈婚论嫁。只爱优点是不行的，这种婚姻是不可能持久的。

而对于"闹离婚"的人，除非一方或双方犯有不可原谅的原则性错误，否则是可以用前面讲到的以阳克阴的方法来解决的。

当我们轻信别人，因花言巧语而上当受骗时，往往是因为我们当时只想到自己能得到什么好处，而忽视了可能的伤害。

当人们有以下特点时，尤其需要学会全面看问题，以阴克阳，使头脑冷静下来：

缺乏自知之明，骄傲自大，自以为是，固执己见；

在顺境中盲目乐观，大好形势下看不到潜伏的危机；

容易被胜利冲昏头脑，得意忘形，麻痹轻敌。

2. 常用方法和技术

临床上以阴克阳的方法也有很多，常用的有以下几种。

（1）消退法

在巴甫洛夫的条件反射实验中，每当铃声响起就出现食物，多次之后，只要一响铃，狗就会分泌唾液。作为奖赏的食物，是听到铃声流口水这一行为的强化物。后来，奖赏被撤销，即铃响后不给狗食物，连续多次后，狗听到铃声就不再流口水了。

实验表明，撤销奖赏可以使已建立的条件反射消退。人的某些不良行为也是通过获得奖赏形成的，撤销奖赏，这些不良行为就会慢慢消退。

如果我们把奖赏看作"阳"，把撤销奖赏看作"阴"，那么通过撤销奖赏消除不良行为，就可以看作"以阴克阳"了。

国外有位老人在一个乡村里修养，附近住着一些十分顽皮的孩子，天天相互追逐打闹，吵得老人无法休息。老人对孩子们说，欢迎你们在我家附近玩，你们谁喊的声音大，我给谁的报酬就多。以后他每天都根据孩子们的吵闹情况给予不同的金钱奖励，但几天之后，无论孩子们怎么喊叫，他都一分钱也不给了。孩子们很生气，心想："不给钱谁给你喊叫！"从此再没有孩子在他住所附近吵闹了。

一个幼儿不小心被鞋绊倒，痛得大哭，我们很多家长会立刻将孩子抱起来哄："宝宝哪儿疼？妈妈给揉揉。这个鞋是坏蛋，妈妈打它！"孩子破涕为笑，摔倒了就哭的行为得到强化。这样的孩子每次摔倒都会哭，等着家长来抱，长大后也依赖家长，出了事会责怪别人。

一位家长说："我的孩子从小脾气拗，你不抱他就不起来，会继续哭！只好把他抱起来。"这位家长强化的是孩子继续哭的行为。

另一位家长说："我的孩子更犟，他要一个东西，不给他买，他会哭起来没完，甚至会在地上打滚儿哭！没办法，只能给他买。"这位家长不但强化了孩子继续哭的行为，还强化了"打滚儿哭"的行为。

有一些西方国家的家长，只要孩子没受伤，就不理他，等孩子站起来不哭了，才过来抱抱他、亲亲他，夸奖孩子："宝宝勇敢，摔倒了不哭，像个男子汉！"家长鼓励的是孩子的正确行为，这样的孩子每次摔倒都会自己爬起来，长大后自立自强，不会老是怨天尤人。对于孩子的不合理要求，无论孩子如何哭闹，他们大多不会立即满足。只有孩子表现好了，他们才会给孩子相应的奖赏。

这两类不同的做法，强化时机不同，反映了两种截然不同的教育理念。

一个小学生很调皮，经常在课堂上发怪声、做鬼脸或模仿老师的某个动作，逗得同学们哄堂大笑，他感到很开心。如果老师找不到恶作剧的人，气急败坏，他就更得意了。在这个过程中，同学和老师的表现实际上是对他的奖赏，从而强化了他的不良行为。

心理老师趁这个男孩不在教室的时候，对全班同学提出要求："以后那个孩子再做出这种行为时，大家不要理他，装作没听见、没看见，更不要笑，他就能改掉这个毛病。"

果然，这个孩子闹了几次，同学和老师无任何反应，他觉得很没意思，就再也不搞这种恶作剧了。

有位朋友工作很忙，妻子在家做全职太太。每天晚饭后，先生都要靠在沙发上看看报，休息一下。妻子整天自己在家很寂寞，就想借此机会和丈夫亲昵亲昵。每到这时，便给先生倒一杯茶，然后和他挤坐在一个沙发上聊八卦。先生也会抱抱、亲亲太太，太太感到很幸福。

日久天长，先生觉得太太影响自己看报，又见餐桌上杯盘狼藉，剩饭剩菜都没清理，心中不悦，便起身进书房工作。太太自感无趣，只好去收拾碗筷，进厨房清洗餐具。先生感到对太太有点儿冷落，便跟进厨房，从身后抱着太太说："老婆辛苦了！"顺便亲了一口，太太感到十分满足。从此以后，每天吃完晚餐，太太都会首先收拾餐桌、清洗餐具，再不影响先生看报和休息了。

估计这位先生是心理学科班出身，要不然就是跨专业考的心理咨询师，否则怎么可能把强化法和消退法运用得这么好，结合得如此巧妙呢？

最近几年，跨专业学习心理咨询的人越来越多，有不少是为了解决自己婚姻和孩子教育问题才来学的。我常听一些人讲，他们在考取咨询师后，虽然没有做咨询工作，但夫妻关系得到了改善，对孩子也更有耐心、更有办法了，这是最大的收获。

（2）宣泄法

所谓宣泄指的是合理的发泄。

一些喜怒不形于色的人，会被大家认为有教养。但他们往往会压抑自己的情绪，因而易患多种心身疾病。

"男儿有泪不轻弹，只因未到伤心处。"虽然前面刚刚说过笑比哭好，但哭也是人的一种正常情绪表达。

受了伤害或委屈，不妨在亲人面前倾诉并大哭一场，在无人之处高声喊一喊，或在心里骂几句，也可以摔摔不值钱的东西，或击打橡皮人。

这种看似消极的发泄，只要运用得当，不伤害自己和他人，就是一种以阴克阳的方法。

世上女人普遍比男人长寿，除了遗传基因和职业分工不同外，"男儿有泪不轻弹，女人大多爱唠叨"，或许也是重要原因。

（3）娱乐法

2008年汶川大地震一个多月后，有人在网上说："四川人就是活得潇洒，死了那么多人，还有心情搓麻将。"

我替四川人辩解："搓麻将怎么了？哭了一个多月了，难道要不停哭下去吗？开始搓麻将，说明四川人活得很坚强，他们在极力摆脱地震灾难的阴影，要努力从死亡废墟中走出来，过正常的生活！"

当然，打牌、搓麻将只是灾民克服过度悲伤的消极方法，抗震救灾、重建家园则是他们更积极、更有效的使他们可以走出痛苦的以阳克阴的方法。

人在无聊或心情不好时，不妨看看电影电视，练练琴棋书画，养养花鸟虫鱼，逗逗猫狗宠物。有人认为这是玩物丧志、浪费光阴，但我认为这些做法虽谈不上有多积极，但不失为避免心灵空虚、克服焦虑抑郁的有效方法。

如果我们把"劳"看作阳，把"逸"看作阴，那么在紧张工作之后，开展丰富多彩的文体活动，做到劳逸结合，有张有弛（有助于消除职业倦怠，避免过劳死），也可以被看作以阴克阳。

（4）调息法

人的神经系统可分为两大类，一类是自主神经系统；另一类是非自主神经系统。

自主神经系统又包括交感神经系统和副交感神经系统。当人处于紧张状态时，便是交感神经兴奋，会让人心跳加快，呼吸急促，血压、血糖升高；当人处于放松状态时，便是副交感神经兴奋，会让人心跳缓慢，呼吸变匀，血压、血糖回归正常。

交感神经和副交感神经，一阳一阴，相生相克，相辅相成，保障人体各个器官和系统的正常运作。

在气功和瑜伽中有一种调息技术，叫腹式呼吸，又称深呼吸。具体做法是：在空气进入胸腔后，把胸腹之间的横膈肌下沉，让腹部膨胀起来，通过腹部的起伏，扩大肺活量。

当我们主动做腹式呼吸时，呼吸变慢、变匀，会诱发副交感神经兴奋，抑制交感神经兴奋，从而消除人的身体紧张。

当人在愤怒、恐惧、焦虑时，交感神经就会兴奋，进而导致身体出现一系列紧张反应，此时连续做一会儿深呼吸，紧张反应就会消失，使情绪逐渐平复，这就是以阴克阳。

（5）三思法

多年前，我有一次坐火车去探亲，只买到硬座票。车上无座的人很多，很拥挤。中间我起来去上厕所，没有位子的乘客暂时坐我那儿休息一下，当然是可以的。我回来了，这个座位应该还给我，但是碰上那么一个人坐上就不动了。

开始的时候，我忍着，想他可能太累了，让他再坐一会儿。可是后来我发现他没有起来的意思，好像"目中无人"，连理都不理我，也没有说一声："对不起啊！我再坐一会儿就让你坐。"他不但不说，还在那儿得意扬扬。

我想这个人可能不知道这是我的座位，就提醒他说："这位师傅，您也休息一会儿了，能不能把座位还给我？"那个人不理我，我以为他没听见，就再次告诉他这个座位是我的。他瞪了我一眼，高声说："你的！你叫它，它答应吗？凭什么是你的？我和你花一样多的钱，怎么就许你坐不许我坐啊？谁坐了就是谁的！"

这件事我有理，可一看那是个彪形大汉，横眉怒目，我想去拉他、骂他，没有用啊！倘若他一拳打过来，把我的眼镜打碎了，眼睛扎瞎了，我犯得上吗？不就一个座位吗？不就是站几个小时吗？算了，算了，还是忍着吧！

周围的人也觉得："这个人怎么这么不讲理啊？人家让你坐半天了，也可以了，这人也太过分了！"但大家都敢怒不敢言，只是同情地看着我，气氛有点儿尴尬。我就调侃说："看来这个座位只能归您了，因为我要打也打不过您。座位有限，那就应该谁胳膊粗、力气大谁坐，这也是公平竞争啊！您就坐吧！"说得他不好意思，脸都红了，在众人的笑声中把座位还给我了。

表面上看，我没生气，其实我心里气得很，但是"好汉不吃眼前亏"。如果我去跟他冲突打斗，就没有好果子吃，所以犯不上自找倒霉。

你看，这就是三思而行。我思来想去，觉得自己虽然有理，但也不能跟他发火，因为动手会给我带来更不利的后果，所以我就想：有没有更好的办法，不发火行不行？想来想去，觉得：算了，调侃一下吧！当然，我也可以去找警察或找列车员，这也是个办法，但当时车上实在太挤了，而且就算是警察来了，碰到这种蛮不讲理的主儿，他们也无可奈何，总不能用武力强制他呀！

这种人往往吃软不吃硬，后来我俩互相谦让轮换着坐，其实坐久了站起来活动活动也挺好，下车时他学小品演员范伟的口音对我说了声："谢谢啊！"

这就是我的三思制怒法：先想有没有理，再想发怒的后果，最后想替代的办法。

国外有人提倡在发怒、发火前，在张口吵架之前，让舌头在口里绕十个圈。其实这无非就是说："你先别张口，水泼出去了收不回来。忍一忍，再绕一圈，再忍一忍。"不一定非绕十下，也可以多绕几下，把怒火压下来。但是光这样还不行，你还得三思，在绕圈的过程中"一思""二思""三思"，最后火气就被压下来了。

这种三思制怒法，看似软弱可欺，缺乏阳刚之气，却是以柔克刚，以阴克阳的有效策略。

（6）自我安慰法

有人问我："在矿山刨煤十多年，您是怎么熬过来的？"

很简单，一个是我对未来怀有希望，坚信自己大学毕业，不会一辈子"刨煤"，这一点我还会在后面"变静止为发展"部分详谈。另一个是，我当时用了一个办法，也就是自我安慰："不就是干点儿活吗？有什么了不起的？同样是人，别人能干，我为什么不能干？人家要干一辈子，甚至老子死了儿子接着干，我顶多干几年嘛！比上不足比下有余，我比那些被关到监狱劳动改造的同学强多了！苦一点儿，累一点儿，好歹咱们还有自由，收入也高啊！"

矿工的劳动是非常原始的，钻眼、放炮、抢铁锹、搬圆木、架顶棚，我们汗流浃背，光着膀子一干几小时。那个炮烟又苦又辣，我们大口大口地吞，煤尘"呼呼"地往嘴里灌。我受伤住院两个多月，痰还是黑的。那时，我上半个月白班，再上半个月夜班。白班清早四点起床，夜班下午四点起床，每天连下带上，摸爬滚打至少十几个小时。碰到"高产日"没完成任务或出事故需要处理，凌晨才能回来。第二天能不能晚点儿起？不行！刺耳的铃声一响，照样得起来，确实很苦很累。

可是，到每月开工资的时候，感觉便不同了。我们下一天井有九角九分津贴。那时，大学毕业生的工资是四十六元，我从不缺勤，每个月可拿到七十多元。若赶上"高产月"，大干一个月，又碰巧是大月，连着干三十一天，就能拿到近八十元。谁说幸福和金钱没关系？那时我觉得它们的关系特密切，数钱的感觉真好！我会连数几遍，反复享受数钱的快乐。数完高兴地同师傅喝酒，那种感觉真爽！

现在工作五天、休息两天，还老有人喊压力大，我们当年连着干三十一天，从没听人说过压力大。

我常常开玩笑地说："什么是生活？生下来干活就是生活！"这样一想，也就坦然接受现实，不觉得有多苦、多累了。

自我安慰的方法有很多。比如，打破碗了说"岁岁平安"，丢了钱说"破财消灾"，倒霉了说"因祸得福"，遇到困难说"车到山前必有路"，等等。

这种精神胜利法，看起来很消极，其实这里有合理的成分，偶尔用一下，也不失为克服心浮气躁、悲观绝望的有效方法。

三、多重视角

古罗马皇帝马克·安东尼的《沉思录》中有一句千古名言："我们所听到的不过只是一个观点，而非事实；我们所看到的不过只是一个视角，而非真相。"

以阳克阴和以阴克阳的前提都是阴阳二分法，但很多事物并非只有阴阳两极，而是具有多个维度，多种可能性。

1. 片面生烦恼

片面看问题是许多心理困扰的诱因。

某名牌大学一位学外语的女生，不但学业成绩优异，而且身材、容貌都很好，可她还是对自己不满意，为单眼皮烦恼。后来她决定做眼睑手术，可是去晚了，大夫要下班了。女孩很漂亮，又戴着名牌大学校徽，再说几句好话，两个男大夫热情接待，主动争着做。为了节省时间，一个人做左眼，一个人做右眼，还边做边聊，说"左边宽右边窄了"，让女孩听见了。女孩回去照镜子，果然一边宽一边窄，气得镜子也摔了，也不敢出门了，整天哭哭啼啼，在家摔东西，最后甚至要跳楼，父母只好带她到我这儿做咨询。

其实这个女孩子手术前很漂亮，手术后更漂亮，瑕不掩瑜。本来如果医生不说，她根本不会注意。每个人都一眼大一眼小，谁也不注意。这既是由医生言语行为不当、消极心理暗示导致的医源性疾病，也是女孩自己以点代面、以偏概全看待问题的结果。她竟然因一点儿小小的瑕疵而把整个人否定掉，连命都不要了，这就是片面性惹的祸。解决办法就是从各个方面讨论她的优势，引导她全面看待自己，从而增强其自信心。

好多年前，有一次我走在校园里，碰到两个我当时正在教的本科学生，她们俩都想报考我的研究生，老远就跟我打招呼，笑眯眯地喊"老师好"，可我不知什么原因没理她们，看都不看一眼就走过去了。

这时一个同学心理就嘀咕了："老师怎么不理我呀？他是不是对我有看法，对我有意见？我什么时候把他给得罪了？"结果回去吃不下，睡不着。"怎么回事呀，老师怎么对我这样啊？"想啊，想啊，她终于找到原因："是不是那次下课，我跟同学开玩笑，他听见了，以为我在讽刺他啊？肯定是！自从那之后他对我态度就变了。哎呀！我这个破嘴啊，老爱开玩笑，这下完了，你说得罪谁不好啊，怎么偏偏把他给得罪了？这个老师也是，心眼儿小，心胸狭隘，他还记仇，肯定会打击报复！老师对我这个态度，我要报考他的研究生，他怎么会要我啊？完了，考研究生算没希望了。"

当时大学毕业是分配工作，而不是后来的双向选择、自己找工作。她又一想："哎哟！他还是系里的领导，毕业分配就他说了算，让谁去哪儿就得去哪儿！这下子我算倒了霉了，考研究生他不会要我，分配工作也不会给我好地方，肯定哪儿最不好让我去哪儿！"她越想越觉得自己这辈子就算完了，又责怪自己，又埋怨老师，整天烦恼不堪。

幸好，有一次我和她聊起来，问起她考研报名了吗？她说没报。

我问："怎么没报啊？"

她说："报了您也不会要我！"

我说："这是哪儿的事啊！怎么还没考我就不要你了？这可得说清楚！"

然后慢慢聊，我才搞清是怎么回事。

幸好她说当时在一起的还有一个同学，于是把那个同学找来一块儿聊。可那个同学早把这件事忘了，经过我一再启发她才想起来。

"好像是有那么一回事儿，老师是没理我们。"

"那你怎么想的？"

"我没想什么呀！"

"那你就现在想一想，如果我没理你，你会怎么想？"

"我会这么想：可能老师眼神不好，戴个眼镜还没认出我们；也可能老师年龄大了，耳朵有点儿背，所以没听见；老师也许有急事，要去校长那儿开会，怕迟到了顾不上；还有可能老师一边走路一边琢磨工作，没注意我们。"

"你再想想，还有什么可能？"

"老师，我可以随便说吗？"

"可以随便想，随便说！"

"还有啊，可能今天老师让师母骂了，心情不好；您的两个儿子又不听话了，刚惹祸，您很烦，没心情跟我们聊天。"

当然，还可能有其他五花八门的想法。这么想她会烦吗？会难受吗？一点儿都不会！

那第一个同学为什么就难受了呢？她们俩的"A"是一样的，都是我没有理她们，由于她们俩的想法"B"不同，结果"C"就截然不同，一个烦恼不堪，一个什么事儿都没有，吃得香，睡得着，该考研还考研。

可是前一个同学以后见到我会特别尴尬，如果我又没理她，她会想"你看这老师还是不理我"；如果我看了她一眼，她会想"这老师又瞪了我一眼"；如果我对她笑一笑，她会想"你看这老师嘲笑我，有你好受的时候！"。这就和那个"疑人偷斧"的人一样，怎么看邻居都像个贼。

我们在做咨询的时候，可以通过不断提问，让来访者理屈词穷，或者不能自圆其说，从而引导他由片面看待问题变为比较全面地看待问题。

"你有什么根据说老师（领导、同事或亲友）对你有看法啊？"

"他不理我嘛！"

"他不理你就一定是对你有意见或看法吗？"

"那他为什么不理我啊？"

"他不许没看见，不许没听见吗？他不许有急事，不许没心情吗？"

"啊！也可能，我怎么没这么想呢？"

"你看这么想是不是你就不烦了。以后遇到事别老往坏处想！"

在中国浦东干部学院的一次课堂上，我讲了上面的案例后，一位领导同志深有同感，讲了他个人经历的一件事：在前些年党员先进性教育的活动中，有群众批评他"官架子大，不爱理人"。其实是他刚调到这个单位不久，和很多人不熟，加上自己高度近视，有时碰到下属没打招呼，才引起一些人的误解。

当场一位女同志补充说："这种情况太多了。几年前我在中央党校青干班学习，一次打篮球崴了脚，场上几位男同志要背我去医务所，我谢绝了，喊场外一位男同志带我去了医院。事后有人八卦我和他关系暧昧，闹出了绯闻。事情的真相是我俩是老乡，我知道他当过外科医生，并无其他特殊关系。"

由此可见，生活中的许多误会、烦恼、人际冲突和心理困扰，往往是看问题片面导致的。事物的复杂性和感官的局限性，使我们很难了解事物的方方面面，不可能掌握全部信息，因此，对任何人和事都不要轻易下结论，更不要随便做出评价和道德判断。

2.发散思维好

我国的传统教育，往往推崇和灌输唯一正确的答案。但任何事情的发生，都可能有多种原因、多种结果。所以看问题必须有多重视角，考虑问题必须用发散思维。

下面讲几个富有哲理的小故事：

有位先生请一盲人朋友吃晚饭，饭后朋友说天黑了，要回去了。主人点亮一个灯笼递给他，朋友不理解，生气地说："我什么都看不见，你还给我灯笼，不是有意嘲笑我吗？"主人说："你看不见，但别人看得见，你打个灯笼，别人就不会撞到你了。"

两个刚打完架的小和尚都去师傅那告状，师傅对每个徒弟都说："是你有理，我要惩罚他。"旁边第三个小和尚不理解地问："师傅！你怎么说他俩都有理呀，到底谁有理啊？"老和尚笑着回答说："你说的也很有道理。"

美国第32任总统富兰克林·罗斯福家里曾经被盗，朋友写信安慰他，他回信说："感谢上帝，因为：第一，贼偷去的是我的东西，而没有伤害我的生命；第二，贼只偷去我部分东西，而不是全部；第三，最值得庆幸的是，做贼的是他，而不是我。"

任何事物都是十分复杂的，并不是非黑即白，只有阴阳、正反、好坏、利弊、得失、是非、真假、善恶、美丑两种情况。盲人摸象的故事提示我们，从不同角度看问题，可以得出完全不同的结论。

譬如，你是顾客，认为商家太暴利；你是商人，觉得顾客太挑剔。你开车时，希望行人遵守交规；你步行时，希望司机礼让行人。正如地上一个大大的字，有人看成"6"，有人看成"9"，没必要争论不休，彼此换换位置矛盾就解决了。

"横看成岭侧成峰，远近高低各不同。"苏东坡的这一著名诗句，描述的是从不同角度看到的不同美景。

一位同事莫名其妙地对你发火，你不妨这样想：他可能失恋了，可能刚同媳妇吵完架，可能刚被领导批评，也可能路上丢了钱包，他今天心情不好，不跟他一般见识，改日再谈。这就叫"理解万岁"，可以减少生活中许多无谓的冲突和烦恼。

一位小学女老师上一堂语文观摩课，把老麻雀保护小麻雀的故事讲完后，归纳主题思想，说这个故事反映了一种伟大的母爱。一个爱调皮捣蛋的男孩插话："书上只说是老麻雀，没说母麻雀，看插图也分不清公母啊！您为什么说是母爱呀？"逗得同学们哄堂大笑，这位老师开始有点儿紧张，不知所措。但毕竟是我们心理健康教育实验学校的老师，受过多次心理学培训，很快镇静下来，笑着说："你提了一个非常好、非常有意思的问题，说明你很聪明，肯动脑独立思考。看来老师的归纳是不够完整，那请同学们讨论一下，这个故事的主题怎么归纳才更准确呢？"同学们七嘴八舌，讨论的结果是"亲子之爱""上一代对下一代的爱"，观摩课完美"收官"，听课的领导和老师们纷纷"点赞"。

一位外校来观摩的老师半玩笑半认真地说："真庆幸这个学生不是我班的，如果我碰到这种熊孩子可就糟了。课堂上有领导和其他老师在，我不便发火，只能让他坐下，继续讲伟大的母爱。等课后一定好好修理他，训他耍流氓，说下流话。光是低头弯腰写检查还不行，还得找家长告状，告他儿子在公开课上捣乱，非要分什么公母！家长必然会很生气，说不定还会揍孩子一顿。可冷静下来认真想想，孩子该挨骂挨打吗？这是多可爱的一个小男孩啊！中华民族的脊梁，就是要靠这样的人撑起来！如果都是照本宣科，墨守成规，人云亦云，在家听父母的话，做个好孩子；在学校听老师的话，做个好学生；在单位听领导的话，做个好同志，还能得诺贝尔奖吗？社会还能发展进步吗？"

一对夫妇带着读初中的儿子到我这里做咨询。妈妈刚讲了孩子如何贪玩淘气，儿子就狠狠瞪了妈妈一眼，妈妈继续讲他在学校上课说话，还顶撞老师。儿子突然跳起来，指着妈妈的鼻子大声吼："你胡说！你给我闭嘴！你有完没完？"

妈妈委屈地说："我怎么胡说了？我说的都是事实啊！"

男孩指着父母对我说："他俩有病，你给他俩看病吧！"说完就往外走，父亲把儿子拉回来，按在沙发上。

类似这样的场面我在咨询中见过多次，于是笑着对孩子说："我小时候也像你一样，最讨厌父母在别人面前说我这儿不好那儿不好。"接着转向他父母："常言说'孩子是自己的好'，你这个当妈的，怎么说自己孩子这也不好那也不好呀？难道你儿子就没有一点儿优点吗？"

妈妈回答："老师从来没表扬过他。"

我继续问："那他就没有表现好的时候吗？难道他一出生你就不喜欢他，他从来没有做过一件让你高兴的事吗？"

"他光惹我生气了！"

"他在幼儿园唱歌跳舞，你有没有很开心？他小学时有没有考过100分，有没有当过小干部啊？"

"就他那德行还能当干部？"

儿子立刻大声吼："我当过！"

母亲冷笑："你是当过，当了一天小队长，就让老师给撤了！"

儿子大声反驳："不对！一天半！"

我笑着打断母子争论："妈妈说当了一天，儿子说一天半，差了百分之五十，到底是一天还是一天半呢？这可是个原则问题，一定要搞清楚。别着急，咱们慢慢聊！"

孩子父亲插话说："我事后同老师沟通过，还是儿子说得更准确。"

原来是孩子小学三年级时比较调皮，下课经常打闹，欺负女同学，班主任对他很头疼。有一天，这位老师在杂志上看到一篇文章，说对一些调皮捣蛋的学生，让他当个小干部，这顶乌纱帽就会像孙悟空头上的紧箍咒，使孩子变得老实些。老师觉得这个办法挺简单，不妨试一试。星期一早上，这个孩子一进教室，老师就拿出准备好的一道杠臂章，边给他戴边说："从今天起，你是小队长了！"孩子很高兴，觉得自己是干部了，应该表现好一点儿，所以一整天都没打闹，更没违反纪律。放学回家后，他老在父母面前转来蹭去，生怕大家看不见他胳膊上的一道红杠。第二天上午，依然平安无事。午饭后，他想自己是干部，应该做点儿什么，觉得教室有点脏，想拿笤帚扫扫地，又怕扬起灰尘，于是打了一盆水，泼到门口。这时一个女生突然从外面跑进来，水刚好泼在女孩新换的花裙子上。女孩很生气，马上跑去班主任老师那里告状。这个小女孩能歌善舞，学习又好，平时有话也愿意对老师说，老师很喜欢她，于是老师立刻到教室，不由分说，就把男孩那个臂章给揪了下来，还气呼呼地说："你好了一天老毛病就又犯了，别当了，撤职！"

男孩十分委屈，当天下午就又开始胡折腾了，一直到现在，始终是个调皮捣蛋的学生。

在一次为小学班主任举办的工作坊上，我让老师们就这个案例进行讨论，假设男孩叫小刚，女孩叫小芳，大家运用发散思维，想想碰到这种情况自己会怎么做？

一位老师说："我会批评男孩小刚，但不会撤他职。"

一位老师说："我会批评小芳矫情，一点儿小事就告状，影响老师工作。"

另一位老师立刻反对："那样做小芳有话就不再对老师说了，要保护学生反映情况的积极性！"

一位当过多年班主任的老教师，讲了她遇到此类学生矛盾，可能采取的做法："我到教室后，会先问问小刚怎么回事，为什么往小芳裙子上泼水，待小刚解释完，我会表扬他这两天进步很大，不但很守纪律，而且热爱劳动，主动打扫教室，还很讲卫生，先泼水免得起灰尘。接着对他说，你不知道小芳从外面跑进来，才泼到她裙子上，那你能不能向小芳道个歉，说声'对不起'？然后，我再对小芳解释，小刚不是故意的，他是好心扫地泼水，才不小心泼到你裙子上，他很不好意思，想对你道个歉，说'对不起'，你能不能原谅他，说'没关系'？根据我多年做学生工作的经验，相信这两个孩子都会按我说的去做。"

场内立刻响起掌声。一位年轻教师一边鼓掌，一边说："您的办法太好了！受您的启发，我再做点儿补充：处理完两个孩子的冲突，下午上课前，还可以在全班同学面前表扬好人好事。先表扬小刚爱劳动、讲卫生，主动打扫教室；再表扬他懂得文明礼貌，不小心妨碍了别人，能主动道歉，说'对不起'。接着还要表扬小芳，为人豁达大度，不小心眼儿，能原谅对方，说'没关系'。"

场内又是一片掌声。我伸出拇指称赞说："这两位老师一定都是优秀班主任，处理班级学生问题游刃有余，用他们的方法，不但能巧妙化解矛盾，还教育了全班同学。以后同学们有了冲突会自行解决，而且都会更加爱劳动、讲卫生，更加懂文明、有礼貌，更加豁达大度，更加团结友爱。这个案例说明，品德教育要做在细微处，不要空讲道理，要从日常小事做起，让学生在潜移默化中受教育。否则，从小喊了许多革命口号，到了大学还要通过'文明礼貌月'补课，练习说'你好！谢谢！对不起！'，这是德育的最大失败！"

这时，一位老师起立说："教授！您让我们讨论了半天，还没说您是怎么给那个孩子和家长做咨询的。您到底是怎么解决的？"

于是，我介绍了那次咨询的后半场。

我了解完事情经过后，先对孩子说："那位小学老师后来学了教育心理学，认识到当年对你的态度和做法是错误的，现在我代表她诚挚地向你道歉。"

然后请父母继续讲孩子从小到大，有什么优点，有什么进步，做过什么好事？都要讲具体行为，不要泛泛而谈。爸爸先讲了几条，妈妈开始讲不出来，我启发她运用发散思维，从家里到学校，从幼儿园、小学到中学，哪怕一点儿微不足道的小事也要讲，后来妈妈讲的比爸爸还多。孩子这时就安静下来，坐在那里不出声。

我问孩子："妈妈讲全了吗？你还有没有要补充的？"

孩子说："不全！那次她病了，我还给她倒过一杯水呢！"

"那说明你很爱妈妈。爸爸妈妈爱你吗？"

"我没觉得他们爱我，我觉得他们，特别是妈妈，讨厌我！"

"你生过病吗？每次得病爸爸妈妈着急不着急？为你做了什么？"

"当然着急了，爸爸背我去医院，妈妈给我做好吃的。"

"那你想想看，这是不是爱你呢？"

"就算是吧！"

我让孩子从身体到心理，从生活到学习，从衣食住行到休闲娱乐等各个方面，讲爸爸妈妈爱他的表现，孩子越讲越多，竟然把妈妈感动得流出了眼泪。

接着我让孩子给爸爸妈妈提提意见，说说对父母不满意的方面。孩子主要讲了妈妈爱唠叨，爸爸对他不关心。两位家长表示以后一定注意克服，努力改正。

接下来，我让孩子想想自己有什么缺点和毛病，讲讲对自己不满意的方面。再让父母讲讲对孩子的期望。

开头双方都谈得比较笼统，无非是贪玩不用功，今后要努力学习之类的话。我让他们落实到具体行动上，制订出几条守则，比如几点起床、几点睡觉，几点前必须写完作业，作业完成后才能玩和看电视，以及要做哪些家务活，等等。爸爸妈妈也针对孩子提的意见，订了几条具体的守则。我要求他们双方通过讨论协商，定出计分和扣分办法，各自写成文字回家挂在墙上，每天对照检查执行情况，做得好加分，做得不好扣分；如果父母和孩子都做得好，那么就以周末聚餐改善生活或全家出游作为奖励。

一家人讨论完毕，孩子拉着爸爸妈妈的手，高高兴兴离开了。

以上是我做家庭治疗特别是处理亲子关系问题时，经常采用的方法策略。在多数情况下，这样的方法还是很有效的。

无论在教育孩子方面，还是在思想政治工作方面，变片面为全面，总是说起来容易，做起来难。常言道"夏虫不可语冰，井蛙不可语海，凡夫不可语道"，这说明人的认知具有时间、空间和感官三方面的局限，具有片面性是在所难免的。

任何事物都是万花筒，我们既无法面面俱到看全事物的真相，更不易由表及里探得深层秘密。虽然无法做到彻底全面，但我们可以通过发散思维尽可能做到比较全面。我们只要学会逆向思维、换位思考，或既"一分为二"又"合二而一"地看到事物的两面，就可以避免许多无谓争论。

古人告诫我们：兼听则明，偏信则暗。我们只有广开言路，虚心纳谏，有则改之，无则加勉，才能克服片面性，少犯许多错误。

第九章　变绝对为相对

毛泽东同志曾明确指出："事情总是不完全的，这就给我们一个任务，向比较完全前进，向相对真理前进，但是永远也达不到绝对完全，达不到绝对真理。所以，我们要无穷尽无止境地努力。"（《中国共产党第七次全国代表大会的工作方针》）

除了片面地看待问题外，看问题绝对化，追求绝对真理、绝对准确、绝对公平、绝对完美，这样的人也常常会出问题。所以，阴阳辩证疏导的第二大方略是，变绝对为相对。

一、绝对有害

相对论的口诀是"不好中有好，好中有不好"。大家可能不容易理解这句话：好就是好，不好就是不好，好坏不分岂不没有是非了？

但是你看，在太极图中，黑中有白，白中有黑，其寓意是阴中有阳，阳中有阴，坏中有好，好中有坏。

好就绝对好，坏就绝对坏，这是绝对化的主要表现。"绝对好"会使人得意忘形，乐极生悲；"绝对坏"会使人悲观绝望，一蹶不振。

我们首先通过具体事例来说明绝对化的危害。

1. 绝对公平致惨案

1986年，我在美国艾奥瓦大学访学。住同一楼门、同一楼层的邻居是一位中国留学生，名字叫卢刚，北大物理系的高才生。这个人聪明绝顶。在那么多国家的学生当中，他总是考第一，给中国人争了光，可是后来他出了问题。

1991年，他已经得到博士学位了，但是他老是觉得这也不公平那也不公平，最后开枪把他的导师、导师助理、系主任、副校长和一位来自中国科技大学的同学打死了，把副校长秘书打伤了，自己也自杀了。后来这事成为震惊世界的大惨案。

当时，国内一些人讨论，说这个人主要是品德问题，极端自私。我同卢刚相处了整整半年，关系还不错，并没觉得这个人有多坏。还有一个跟他共用客厅、厨房、卫生间的中国留学生，作为室友与他接触更多，也没感到他有多自私。

那么卢刚的问题到底出在哪里呢？在我看来，主要出在思维方式、思维习惯上，出在绝对化上。他总要求绝对准确、绝对公平，比如：假日一起外出郊游，野餐时你喝点儿我的饮料，我尝尝你的沙拉，结束后他一定要算账，几角几分也要算清，搞得大家不开心。两个人结伴远行，两个人都有车，那开谁的车？他要抛硬币来解决。

他这样做错了吗？并没错！是小气吗？也不是！他从不占别人便宜，但就是不大招人喜欢，搞得自己没朋友。

AA制是美国人的游戏规则，中国人刚开始还不习惯。做自然科学实验需要尽可能准确，但是处理人与人的关系不能太较真儿。

卢刚的悲剧最后就出在太较真儿上——"为什么论文答辩会，别人那儿有投影仪，我这儿没有？你们工作人员欺负我。""为什么别人一次通过，我要答辩两次？你们教授合伙整人。""为什么那笔博士后基金给他不给我？你校长也有问题！""一切都不公平，那就把你们全干掉！"

准确和公平都是相对的，世界上没有绝对准确、绝对公平的事情。

我们现在构建和谐社会，提倡公平，这对保持社会稳定是完全必要的。因此司法机关、企事业单位在制订政策、处理问题时一定要尽可能地公平。但也不能过分强调公平，片面强调公平会走向另一个极端。原告觉得公平了，被告就可能觉得不公平；商家觉得公平了，客户就会觉得不公平；穷人感到公平了，富人就感到不公平。反过来也如是。所以，我们在努力争取、努力做到公平的同时，也得学会适可而止，否则就会有处理不完的矛盾和纠纷。

2. 绝对完美出问题

我们在生活中，不但不能追求绝对准确、绝对公平，也不要追求绝对完美。追求绝对完美容易出问题，甚至引发悲剧。

一个上海名牌大学的优秀学生干部，连续多年都是三好生，就因为在一次晚会上唱歌跑调就自杀了。他的问题一是追求绝对完美，唱歌跑调就认为自己不完美了；二是把真理绝对化了，把较真看作"放之四海而皆准"的普遍真理。如果他不那么较真，"管它东北风、西北风"，随便喊几嗓子，说不定他会唱得很好。他非要好好唱，认认真真地唱，一紧张这才跑调了。

一个时时、处处、事事都较真的人很容易会出问题：第一，活得太累；第二，人际关系不会太好；第三，没有效率，抓不住主要矛盾，干不成大事。

明末文学家、史学家张岱有言："人无癖不可与交，以其无深情也；人无疵不可与交，以其无真气也。"意思是，没有任何癖好和瑕疵的人，往往是善于伪装、即无深情又无真气的人，自然不可与其交往。

清末政治家曾国藩有句类似的名言："人不可无缺陷。"

这句话有两层含义：一是从全面论的观点来看，人是不可能没有缺陷的；二是从相对论的观点来看，无缺陷未必是好事，有缺陷未必是坏事。

心理学研究表明，人有时候出点儿小毛病，犯点儿小错，非但不会减少别人对他的喜爱，反而会增加。在我与学生合译的《社会性动物》一书中，作者提到，有学者用实验证明：一个不拘小节、偶尔露点儿怯、出点儿丑的老师更受学生喜欢。道貌岸然、正襟危坐、装腔作势，一句玩笑不开，一句错话不说，满口豪言壮语的"假大空"之徒，令人生厌。

3."必须""最好"入歧途

有绝对化思维方式的人，特别喜欢使用"必须""应该""绝不""一定""总是""最好""最坏"等绝对化词语。

在一些发达国家关于广告真实性的法案中提到，在对某种商品做宣传时，如果使用了"最好""最优""最高"等绝对化词语，是要面临巨额罚款的。

世界上有最好的东西吗？在小孩子的眼中会有。我儿子小的时候，家里穷，问他什么最好吃，他张口就说香蕉最好吃！后来长大一些了，再问他"什么最好吃，想吃什么"，他说："没什么最好吃的，随便吧！"我夸他长大了，知道"没有最好，只有更好"。

但是有一些人成年了，竟然仍然说，只有这个工作最好，这个岗位最好，你不给我这个职务就不行，或者只有这个人最可爱，"非她不娶"或"非他不嫁"，"你要不同意，我就跟你没完没了，纠缠不休"，要不就动刀子、泼硫酸，甚至上吊、跳楼，同你玩儿命。

这说明了什么？说明他们的心理很幼稚，很不成熟，心理发展还停留在儿童阶段，幼稚到和我儿子五六岁时一个水平。有的人年纪已经很大了，还是一根筋，不知道一条路走不通，可以换一条，一个东西得不到，可用其他东西替代的道理。

在生活中，我们经常会遇到这样的人，片面、极端、绝对，就像有的家长对孩子说："你必须考上大学！"好像只有上大学是好的，别的路都不行。

前不久，我在电视里看到一名中年的男同志，考大学已经考了十几次，眼看奔"四张"的年龄了，穷困潦倒，婚姻、家庭、工作、事业全都耽误了，年复一年，将大好的青春年华浪费在反复读几乎同样的中学课本上，看起来很有毅力，无尽无休地考。但是，难道一定要上大学吗？不可以接受这样的失败吗？不可以去打工、做生意吗？要知道，成功的路不止一条！

二、阴中生阳

变绝对为相对的首要方法是从太极图的黑中寻找到白，从不好中发现好，即阴中生阳。

俗话说："良药苦口利于病，忠言逆耳利于行"。这就是阴中生阳。

1. 缺点中找优点

据说作家郑渊洁小时候很调皮，有一次老师出了个作文题"早起的鸟儿有虫吃"。同学们都在写如何努力学习，起早贪黑，用功读书，他却写了"早起的虫儿被鸟吃"！大意是说，从鸟儿的角度看，早起是好事，可对虫儿来说，早起就未必是好事了。这种辩证看问题的文章，却得了零分。

因为他过于淘气，经常捣蛋，上了不到四年学就被老师赶回家了。后来去部队当了两年兵，转业后白天在工厂干活，晚上没有娱乐活动，更无电视可看，只能早早睡觉。夜里可能做了什么稀奇古怪的梦，凌晨醒了睡不着，便起来胡编乱写。在二十多岁的时候，一部《皮皮鲁与鲁西西》，让他一举成名，成为"童话大王"。

调皮的孩子，往往很聪明，他们想象力丰富，具有创造性，喜欢独立思考，不人云亦云，而且他们的身体素质好，承受挫折的能力强。这就是阴中有阳、"不好中有好"的相对论。

有个男孩，从小嘴馋贪吃。他可以不读书，但不可食无肉，父母为他伤透了脑筋。父母工作忙或出差不在家时，他从不将就凑合三餐，而是"自己动手，丰衣足食"。他学习成绩差，考不上高中，后来不顾父母反对，报了个厨师学校，毕业后进了大饭店，现在是有名的美食家，经常在电视节目中做嘉宾。

胆子小是缺点，但胆小的孩子往往谨慎，能躲避危险，长大后不敢贪污受贿，不容易犯错误，这是不是也是优点啊？

没心没肺、大大咧咧的人，往往能吃能睡、身体健康。既不会因挫折或失败一蹶不振，也不会因一点儿小事耿耿于怀。

一个女同志经常骂丈夫小气，舍不得给自己花钱。我说你的丈夫有个大优点，会过日子啊！小气不就是节俭吗？他不乱花钱，还有个更大的好处，不容易有外遇！就他那小气鬼，老舍不得花钱，哪个小三、情人会跟他好啊？这个女同志想了想说："那倒是！我老公确实没有拈花惹草的毛病。"

二十世纪八十年代，一家服装厂效益不好，服装积压，濒临倒闭。于是厂子搞改革，将各项工作分别承包给不同的人。有个女工外号"大美人"，干活怕苦怕累，技术也不行，哪个作业组都不要她，说她整天"臭美"，花枝招展，让她入组，几个男的就没心思干活了。国有企业不能解雇，怎么办呢？领导决定成立一个模特队，让她当队长。她人漂亮，又会打扮，穿上那些服装，在"T"台上走走"猫步"，顾客眼前一亮，哇！这衣服真漂亮！就这样，她把积压多年的服装全部推销出去，把快要倒闭的工厂救活了，这比吃苦耐劳技术好的工人贡献大得多。你看是不是"黑中有白，不好中有好"？

清代政治家曾国藩有言："衡人者但求一长可取，不可因微瑕而弃有用之材。"管理心理学有个用人法则，即所谓用人之道，就是用其所长之道。"蠢材不过是放错了位置的人才。"

2. 坏事中查好事

譬如新型冠状病毒肆虐，大家被迫宅在家里不得外出，这是天大的坏事。但终日奔波忙碌的职场人士，难得有机会休息放松几天，并与亲人有更多时间团聚，还可以借机看书学习提高自己，或做点儿喜欢的娱乐活动，这不是一件令人惬意的事吗？我这本《阴阳辩证疗法》酝酿多年，因为到处讲课，终日奔波，一直无暇坐下来撰写，刚好利用疫情隔离期完成了书稿，否则还不知要拖到何年何月。此外，各行各业积极探索网上工作方式，弹性安排上下班时间，减少了员工通勤之苦和交通拥堵，这不也是一件好事吗？

1985年，我在美国看到一篇报道，说的是中国的一个杂技团在洛杉矶演出，有一场演砸了，摔了个"稀里哗啦"。大家想，"这下完了，后面几场没人看了"。结果出乎意料，接下来场场爆满。记者很好奇，采访排队购票的观众。一位观众说："本来不想看，认为都是假的，后来发现都是真功夫，弄不好会掉的，真功夫好看！"你看，一次小小的失误，增加了真实感，提高了可信性，这就是辩证法！

爱迪生为发明电灯，使用不同材料，做了一千多次试验均不成功。有人对他的失败表示惋惜，爱迪生笑着回答："我并没有失败，我发现了一千多种材料是不适合做灯丝的。"

在电视剧《铁齿铜牙纪晓岚》中，清代大贪官和珅在救助灾民时，往煮好的粥里掺沙子，受到纪晓岚训斥，和珅辩解说："老百姓都端个盆来领粥，我怎么能分清谁是灾民啊？肯喝掺了沙子的粥，这样的人才是真正的灾民。"你看！和珅的鬼点子是不是有些道理？

与此类似，一位著名学者建议，经济适用房不要建得那么好那么大。他在网上挨了"板砖"，被群起攻之。其实他的观点还是有些道理的，各地高档楼房盖了很多，多数老百姓买不起，开豪车住经济适用房的却很多。房子简易点儿，便宜点儿，有钱人看不上眼，穷人买得起，"大庇天下寒士俱欢颜"，不是很好吗？

假如别人嫉妒你，私下议论你，讽刺挖苦你，别难受，偷着乐去吧！美国人际沟通大师卡内基认为，嫉妒是变相的恭维。

有人会嫉妒傻瓜、笨蛋吗？被人嫉妒了就说明你还不错，你有进步了，而且你的成绩被他看到了，他承认了你的价值，那不是在夸你吗？你就谢谢他好了，不妨说一句："承蒙夸奖，多谢多谢！"

当然，你也别做得太过分了，不要太狂妄。大家都对你说三道四，那就说明你做得过头了，太锋芒毕露，所以也得适当收敛，别老那么张扬，让人家看着不顺眼、不舒服。最好虚心一点儿，低调一点儿，必要时也给别人点儿帮助。

再比如，假设我没有朋友，别人都相约出去玩了，只把我一个人晾在这儿了。别难受，别说"我多孤独啊"！反过来，可以说："好清静啊！他们都走了，我可以做点儿自己喜欢做的事，读读书报、写写文章多好啊！平时吵吵闹闹的，难得清静一会儿。"这样想是不是就不会烦恼了？

据传，古希腊哲学家苏格拉底在他还是单身汉时，同几个朋友合住一间陋室，整天乐呵呵的。有人问："和那么多人挤在一起有什么可乐的？"他说："与朋友在一起可随时交流思想感情，难道不值得高兴吗？"后来朋友们陆续搬走了，只剩他一个人，他仍然很快活。又有人问："你孤孤单单的有什么好高兴的啊？"他笑答："无人打搅，安安静静地看书不是很好吗？"

金庸的作品被大量盗版，他非但不生气反而说："如果没有那么多盗版书，我的书也不会有那么多读者，我也不会那么有名。"金庸认为，生活中有许多负面的事，常常不是人的能力可以改变的。既然难以改变，就坦然接受，并且多往好处想，就愉快多了。

无独有偶。市场上有许多冒充北京师范大学著名教授启功先生的书法作品，朋友劝老先生诉诸法律，启老笑答："人家比我写得好，咱不能砸人家的饭碗。"

著名语言学家周有光先生，曾被下放到宁夏平罗的"五七干校"，终日劳动，不能看书，他多年的失眠症不治而愈。他在《变阴暗为光明》一文中说："当我无力改变环境的时候，我就改变我自己，去适应环境。如果既不能改变环境，又不能适应环境，我就不可能愉快。虽然不能改变环境，可是能够适应环境，我也就愉快了。""卧室就是厨室，饮食方便。书橱兼做菜厨，菜有书香。""使尽吃奶气力，挤上电车，借此锻炼筋骨。为打公用电话，出门半里，顺便散步观光。""笑谈高干的特殊化。赞成工人的福利化。同情农民的自由化。安于老九的贫困化。""这种生活方式，古人说是'知足常乐'，今人叫它'阿Q精神'，我称之为'变阴暗为光明'。事物都有阴暗和光明两面，好比一张纸有正反两面。避开阴暗面，迎向光明面，我就有勇气'知难而进'了。"周老一生虽历经磨难，111周岁方寿终正寝。

一位相交多年的老朋友，因为受上级牵连，被贬为闲职，经常在我面前发牢骚。我劝解他说："你现在工作没那么忙了，责任也小了，有更多时间从事自己感兴趣的活动，更可以锻炼身体或看书学习提高自己，这不是很好吗？不要忘了'牢骚太盛防肠断'，气大伤身啊！"

3. 挑战中寻机遇

当代社会，人们普遍感到压力大，但压力是把双刃剑。压力太大，应对不好，会危害人的身心健康，但压力也能让我们提高警觉，激发我们奋斗的能量，从而变成动力。"井无压力不出油，人无压力轻飘飘！"大庆铁人王进喜这句石油工人的豪言壮语，就是对压力的正面评价。现在年轻人把这个口号改为"人无压力轻飘飘，压力太大受不了"，就有点儿消极了。

危险只是可怕吗？危险同时是个机会。二十世纪六十年代初，肯尼迪刚当上美国总统不久，遇到了"古巴危机"，苏联把导弹运到美国"后院"古巴去了。哇！ 这一下，"朝野震动"，乱了套。当时中国台湾的国民党大使对他讲："危险其实是个机会，我们中文叫作'危机'。"肯尼迪听了深受启发，拍案叫绝："你们中华文化真是博大精深，竟然有这么奇妙的词语！"他抓住这个机会，先是勇于承担责任，公开向国人道歉，接着向苏联领导人赫鲁晓夫施加压力，最后不但平安度过危机，他的威望还得到了极大提高，至今还是美国人心目中一个很有作为的总统。

1945年，毛泽东同志在中国共产党第七次全国代表大会上讲道："艰难困苦给共产党以锻炼本领的机会，天灾是一件坏事，但是它里头含有好的因素，你要是没有碰到那个坏事，你就学不到对付那个坏事的本领，所以艰难困苦能使我们的事业成功。"

我们现在常说的挑战与机遇并存，就是这个意思。

2003年的"非典"疫情和2008年的大地震，中国共产党带领全国人民众志成城、共克时艰。

香港的华人首富李嘉诚有句名言："乐观者在灾祸中看到机会；悲观者在机会中看到灾祸。"

中文里类似"危机"这种美妙的词语多得很。咱们经常说"痛快"，痛苦中有快乐，没有痛苦哪儿来的快乐啊！

"生于忧患，死于安乐。"人在一生中经历点儿磨难，小孩子受点儿苦，年轻人出外闯荡闯荡，到艰苦的地方锻炼锻炼，是有好处的。如果我现在大学毕业，说不定就报名去西藏了。不就几年时间吗？有什么了不起的！又不是去了就回不来了。到那儿你是有知识、有文化的，受重用啊！越是艰苦的环境越锻炼人，人的能力提高得越快。这真的是我发自内心的话。我前几年去过西藏，确实觉得很不错！唐古拉山口海拔五千三百多米，我这么大年纪都去过了，你们年轻人还怕什么？你经历的痛苦磨难，是你人生的一笔财富。

有一句话 "痛苦并快乐着"，说得太好了，女人生孩子就是典型的痛苦并快乐着。一个人没遭受过痛苦，就体会不到快乐。我一生历经磨难，受的苦很多，现在就很有幸福感。那些在蜜罐里泡大的年轻人，衣食无忧，却整天郁闷烦躁，无病呻吟，觉得活着没意思。

还有"舍得"，有舍才有得，不舍就不会得，这就是不好中有好。所以，当你碰到倒霉事时，就看一看这件坏事中有没有好的一面。你把这个东西找出来了，你就不那么郁闷，不那么痛苦了。

再比如，吃亏了怎么办？吃亏是福！刘少奇同志有一本代表作《论共产党员的修养》，在过去，入党入团的人都要学。在这本书里，刘少奇同志用大段篇幅讲了共产党员、革命干部一定要肯吃亏。不怕吃亏，党和人民不会忘记你，最终你是不吃亏的；老想占便宜，结果就一定会吃大亏。"文化大革命"中，江青反革命集团批判"黑修养"，称刘少奇同志鼓吹"吃小亏占大便宜"，导致当时的部分党员不讲个人修养，大小便宜都占，成为"贪官污吏"，最后成了"被打的老虎""被拍的苍蝇"，进了牢房，你看，这亏不就吃大了吗？

所以，人活在这世界上，豁达一点儿，宽宏一点儿，别斤斤计较。如果你总是占便宜，大家都说你这个人"特精明"，你以为是在夸你吗？这是说你"特会算计，一点儿亏都不肯吃"。不怕吃亏，乐于奉献，体现了人的一种境界，这种境界也是人生用之不尽的财富。

倪萍的《姥姥语录》有这样一段话："不管啥事你想不通倒过来想就通了，什么人你看不惯换个个儿就看惯了。吃了一辈子小亏，占了一辈子大便宜……一辈子没有大幸福，小幸福一天一个。"你看，来自山东的"小脚老太太"都懂得阴中有阳的辩证法！

三、阳中生阴

变绝对为相对的另一种方法是阳中生阴，从白里找黑，从好中发现不好。

1. 摒弃绝对真理

我们前面说过，真理都是相对的，没有"放之四海皆准"的绝对真理。一切真理都以时间、地点、条件为转移，自然科学如此，社会科学更如此。审辩式思维（亦称批判性思维）既提倡不懈质疑，又强调包容异见，原因即在此。

比如，在毛泽东同志倡导的愚公移山精神的鼓舞下，中国人民通过几十年的艰苦奋斗，终于推翻了"三座大山"。愚公移山精神至今也没有过时，老人家不怕困难、百折不挠的精神，永远值得我们学习。

若我们使用阴阳理论，一方面，这种"咬定青山不放松"的执着精神，固然十分可贵，但从另一个角度看，一定要移山、搬家吗？智叟的话也是有些道理的。革命精神同科学态度相结合，在"山穷水尽疑无路"时换个目标和思路，说不定会"柳暗花明又一村"。比如，同样是解决交通问题，搬家不是比移山要容易得多吗？

我国西北地区有个山村，常年干旱，下雨时又极易发生泥石流，长期以来，当地政府发动群众、战天斗地、改造山河，但收效甚微，年年靠国家拨款救济。后来政府决定，出资将几百村民全部外迁，一劳永逸，我觉得这是很明智的做法。

再比如，"有志者事竟成"这句话很好，是真理，但不是绝对真理。它在鼓励人积极上进、要立大志、要努力奋斗这一点上是对的，但是你不要完全相信它。"志"，要立，但也要接受"有志未必成"。成了更好，不成可以继续努力，但继续努力也可能继续失败，那总得适可而止，不要"一根筋""一条道儿跑到黑""撞了南墙不回头"。因为成功与否，并不完全取决于自己，还有许多超出我们掌控之外的因素在起作用，如天时、地利、机遇等。其实接受失败有时也是一种很好的心态，我们不但要学会努力争取成功，也要学会坦然接受失败。

对于"只要功夫深，铁杵磨成针"这句话，我们也要辩证地看。有毅力、不畏难，的确令人称道，但没有必要将金箍棒磨成绣花针，那不是浪费资源吗？为了一根针消磨了大好青春年华，值得吗？如果在另一些国家的课堂上，讲李白与磨针老奶奶的故事，可能会引起热烈争论，甚至会遭到许多小朋友的质疑和批判。

2. 好事中找坏事

中国人常说"舍得"，"有舍才有得"，不舍就不会得，反过来得就是"失"，你在得到的同时也会失去一些东西。"吃小亏占大便宜，贪小便宜吃大亏"，反映的就是这种得与失的辩证关系。

自由是好事，人们无不渴望自由。匈牙利爱国诗人裴多菲有首脍炙人口的名诗："生命诚可贵，爱情价更高，若为自由故，两者皆可抛。"为了争得自由，许多仁人志士甚至不惜抛头颅、洒热血。

但自由不是为所欲为，你的自由不能妨碍别人的自由。正如十八世纪法国启蒙思想家卢梭所言："人是生而自由的，却无法不在枷锁之中。"法国存在主义哲学家萨特也有类似说法："自由不是不受约束，没有约束就没有自由。"

自由并非越多越好，过于自由也能给你带来烦恼。因为有了自由，就要自己做出选择，有选择就会有矛盾、冲突。无论是"鱼和熊掌不可兼得"的双趋冲突，还是"前有狼后有虎"的双避冲突，抑或"又想吃又怕烫"的趋避冲突，都会给我们带来焦虑和烦恼。可见，自由是一把阴阳并存的双刃剑。

夫妻相敬如宾，从未吵过架，也可能因一次争吵而离异。有一对大家公认的模范夫妻，只因孩子不小心把饭撒到地上，丈夫用筷子打了一下孩子的头，妻子以为丈夫是对自己不满，随后就去厨房喝药寻了短见。这是在我当年劳动的煤矿发生的一个真实悲剧。

农民歌手"大衣哥"朱之文成名后收入多了，烦恼也多了。他借给村里人一百多万，村民不但不还，有的人还骂他小气；许多村民靠直播他的生活赚钱，不断骚扰他，这让他终日不得安宁。

别人说好话赞赏你，你一定很高兴，但不要忘了西方的一句谚语："恭维是盖着鲜花的深渊，批评是防止你跌倒的拐杖。"

在笔直平坦、人流稀少的公路上开车，容易困倦、打盹儿。所以专家在设计高速路时，会不时变直为曲，有意加一点儿弯道。

"你对这个时代适应得越好，就越有可能是下一个时代最大的失败者。"这是纪录片《燃点》中一位企业家的感言。

类似上面这种阳中有阴、好事中有坏事的现象还有很多，譬如：给子女留下大笔遗产，可能会使孩子不求上进，成为好逸恶劳、坐吃山空的败家子；买彩票中了大奖，可能会被抢劫，也可能因兴奋过度而发生心梗或脑出血；衣食无忧、生活安逸会消磨人的斗志；小时候被众星捧月，长大可能会目中无人；工作清闲，很难提高个人能力；无所事事，会让人穷极无聊；和平的环境会使人放松警惕；一帆风顺的境遇会使人麻痹大意；才华横溢，难免恃才傲物；立功受表彰，会遭人嫉妒。

3. 优点中查缺点

人的许多优点中往往隐含着缺憾和弱点。

《汉书·东方朔传》中有言："水至清则无鱼，人至察则无徒。"

在现实生活中，优点也可能带给人一些困扰。例如：资历深、经验丰富，可能使人摆"老资格"，故步自封；能力强、业绩好，可能使人骄傲自满；做事谨小慎微，会被认为缺乏魄力；做事认真、追求完美，会牺牲效率；忠厚老实、心地善良，容易被人欺侮；争强好胜，不甘落后，时间观念强，事事往前赶，会增加心脏负担，使人容易得冠心病。

一些人提到，在一些名牌大学里，好像漂亮女孩比较少。其实也很好理解，不是说漂亮女孩就都不聪明、不上进，她们自己可能也很努力，但是受的干扰多，追求漂亮女孩的人也多，写信的、递条的、送花的、发短信或打电话邀约的，女孩想不分心都难。

阴中有阳，阳中有阴；好事中有坏事，坏事中有好事；缺点中含优点，优点中含缺点。类似的情况不胜枚举，下面列出一张词语对照表，供大家练习参考。

胆小—谨慎

小气—节俭

自卑—谦虚

死板—认真

害羞—老实

破财—消灾

艰苦—奋斗

幼稚—单纯

唠叨—关心

孤独—清静

嫉妒—恭维

危险—机会

痛苦—快乐

舍去—得到

吃亏—是福

吃堑—长智

我们从上面这些成对的词语当中是不是可以看到，不好中有好，好中有不好？好与坏都是相对的。变绝对为相对，这就是阴阳辩证疗法的第二大方略。

十九世纪的英国作家狄更斯在其名著《双城记》开头评价工业革命的一段话，从阴阳辩证的角度看来，依然十分贴切。

"这是最好的时代，也是最坏的时代；这是智慧的时代，也是愚蠢的时代；这是信仰的时期，也是怀疑的时期；这是光明的季节，也是黑暗的季节；这是希望之春，也是绝望之冬；我们可能拥有一切，也可能一无所有；我们正走向天堂，也正走下地狱……"

懂得了好与坏的辩证关系，我们就会"不以物喜，不以己悲"：可以在困难中看到光明，在大好形势下看到阴暗面；倒霉时不悲观绝望，成功时不得意忘形，永远保持既积极向上又理性平和的阳光心态。

这种"相对论"，掌握起来有一定难度，所以咨询师需要在咨询过程中引导来访者在生活中多做练习。

第十章　变静止为发展

阴阳辩证疗法的第三大方略是变静止为发展。

一、相信一切会变

世界上没有静止不变的事物，万事万物都在不断地发展变化之中。好的不会永远好；坏的不会永远坏。因此，我们在黑暗中要看到曙光，在困苦和逆境中要看到前途。

欧洲有两位皮鞋商，去非洲考察市场。一个人转了没几天，便垂头丧气地说："黑人都不穿鞋，我这是劳民伤财，瞎耽误工夫！"他一无所获，无功而返。另一个人却越转越兴奋，不时发出感叹："原来黑人都没鞋，这个市场有多大呀！"前者持静止论的观点，认为黑人是永远都不穿鞋的；后者认为"现在不穿鞋不等于将来不穿鞋"，他用发展的眼光看到了潜在的市场，积极宣传推销，果然发了大财。

1. "人到绝境是转机"

古语云："水到绝境是飞瀑，人到绝境是转机。"

当代著名哲学家艾思奇在《大众哲学》一书中指出："事物的反面在一定情形下变为正面，就发生性质的转变，这叫作'向对立方面转化'，也叫作'否定'。"好事坏事的相互转化，就是马克思主义辩证法的"否定之否定规律"。

还是用案例来说话吧！

美国政治家林肯，出生在一个贫困的伐木工人家庭，9岁丧母，干过店员、村邮务员、测量员等多种工作，还劈过栅栏木条。他21岁开始经商，屡遭失败；23岁竞选州议员落选，把工作丢了，想就读法学院，未获入学资格；24岁借钱经商再次破产；25岁当选州议员，但第二年未婚妻死了，他精神崩溃卧病在床6个月；29岁想当州议员发言人未果；31岁争取成为选举人失败；34岁参加国会大选失败；37岁当选国会议员；39岁寻求连任失败；40岁想当自己州的土地局长遭拒；45岁时竞选参议员失败；47岁竞选共和党内副总统提名失败，经历无数次挫折，依然豁达乐观，终于在52岁时成为美国第十六任总统。他常说："我宁愿笑着度过每一天，而不是以泪洗面。"

卡尔·马克思这样评价林肯："他是一个不会被困难所吓倒、不会为成功所迷惑的人，他不屈不挠地迈向自己的伟大目标，而从不轻举妄动，他稳步向前，而从不倒退。"

德国有位40多岁的中年人，犯了重罪被判14年。别人都认为他这辈子算完了，没什么希望了。可他自己不但不绝望，还在监狱中刻苦学习，钻研管理理论。因为表现好，他被提前7年释放，打拼几年后，成为一家跨国公司的"CEO"（首席执行官）。

人的生命有如奔腾的河水，遇到岩石和暗礁可以激起美丽的浪花。

有人问万科集团董事长王石："您最佩服的企业家是谁？"王石没说比尔·盖茨，更没说马云，他说最佩服的是褚时健。褚时健一生历经磨难，无论是被打成"右派"到农村劳动改造，还是被判无期徒刑，身陷囹圄，他一直乐观顽强地活着。在七十四岁保外就医期间，他开始种植六七年才能结果的橙子，在八十多岁的时候，他由昔日叱咤风云的"烟草大王"变为"褚橙大王"。

股票跌到底就开始飙升了，房价涨到离谱也一定会回落。花开花落，云卷云舒，雷雨过后有彩虹，乌云散去必定阳光灿烂！

美国积极心理学家马丁·塞利格曼（Martin E. P. Seligman）指出："悲观的人常常认为造成挫折或失败的原因是永久的、普遍的，而且全是自己的错。相反，乐观的人具有坚韧性，他们把自己所面临的挫折看成特定的、暂时性的，是别人行为的结果。"

悲剧并非不可免

如果你认为遭受挫折或"倒了霉"是糟糕至极、无法挽回的灭顶之灾，就会因悲观绝望而带来更大的不幸；倘若抱着"既来之则安之"的心态，在"山穷水尽疑无路"中淡然处之，冷静地寻求解决办法，说不定会"柳暗花明又一村"。就是实在解决不了，也坦然面对，相信地球照样转动，"天塌不了""真塌了还有高个子顶着"，没什么了不起的！

举一个真实案例。

我的家乡东北有个化工厂，一些女工每天上班都要换上工作服，以防化学物质伤害身体。某天早晨，伙伴们更衣时看到王大姐戴了个项链，大家争相传看，十分羡慕。

一位女工晚上回家对丈夫说："我们王姐老公给她买了个大项链，'24K'的，一千多块，特漂亮！"说者无心，听者有意。丈夫心想："结婚多年，没给媳妇送过一件像样的礼物，她喜欢项链，一定给她买一个！"于是加班加点、省吃俭用，终于攒够一千多元钱，也给媳妇买了个"24K"的项链。媳妇很喜欢，每天戴着项链走来走去，被人盯上了。

有一天，她在更衣室从外到里脱光衣服，刚把项链从脖子上摘下，还没来得及锁进更衣箱，突然从角落里窜出一个强盗，一把就将项链抢走了。她一急，一边大喊抓强盗，一边奋不顾身地追出门去。外面上班的员工很多，大家围追堵截，抓住强盗，项链失而复得。

故事到此并没完，这种事传得快，很快便满城风雨。有的工友逗她丈夫："咱们老大嫂（或小弟妹）真厉害，勇敢！勇敢！佩服！佩服！"其实大家并无恶意，只是觉得好玩儿，开开玩笑罢了。偏偏她的丈夫内向害羞，受不了这种玩笑，回家就骂媳妇："你个不要脸的，要钱不要命！光天化日，你赤裸裸地给我丢人现眼！"

两口子原来感情很好，从来没吵过架，没红过脸。经常吵架的夫妻一般承受力会比较强，但是这是他们第一次吵架，丈夫劈头盖脸一顿骂，媳妇感觉特委屈，又觉得自己走光出丑，没脸见人，当天就喝了厂里的化学药物自杀了，变成了一场悲剧！亲友们纷纷指责丈夫，丈夫追悔莫及，也想跳楼随妻子而去。

其实，这对夫妻中只要有任何一个人心理健康一点儿，或者及时求助于心理咨询，这场悲剧都可以避免。如果丈夫懂得辩证法，可以问开玩笑的工友当时是否在场，是否亲眼所见？若工友回答是听别人讲的，不妨用玩笑对付玩笑："老弟，真是太遗憾了！为什么不早点去呀？你嫂子就露这一回，你想看也看不到了！不过没关系，以后每天早点儿来，在门外等着，说不定还有人露呢！"如此一调侃，开玩笑的人就会闭口。否则，你越狼狈害羞，别人越拿你开心。

丈夫回到家，可对媳妇说："媳妇！今天的事我听说了，大家夸你挺勇敢的。不过你一定受了惊吓，快躺下休息一会儿，我来做饭。"然后将饭菜端上来，倒杯啤酒，面带微笑地说："媳妇！敬你一杯！喝杯酒压压惊。你今天功劳大大的，一千多块没损失。来！干一杯！庆祝一下！"待媳妇情绪稳定了，接着说："项链夺回来了，只要想戴还可以继续戴！但再被人抢去了，可千万不要追了！弄不好强盗回头给你一刀怎么办？我去哪找你这么好的媳妇啊？还是身体重要，保命要紧！"

　　如果强盗跑掉，追了半天没追上，损失一千多块钱，还光天化日之下走了光，媳妇会更窝火，甚至可能上吊、跳楼。丈夫可以这样安慰她："露就露了，没什么了不起的！那些电影明星年轻轻的，还没结婚就敢脱，全世界的人都能看到，咱们这么大年纪了怕什么？"

　　如果媳妇心疼那一千块钱，丈夫还可以这么说："你真以为一千块呀？你老说王姐项链一千多，我哪有那么多钱啊？那天厂里发了一百元奖金，地摊上小贩要二百，我知道是假的，砍砍价，一百块就买下来了！我还整天担心，项链金粉掉了你找我算账呢！这下好了，旧的不去新的不来，以后一定给你买真的，绝不再骗你了！"

　　媳妇明知这是在安慰她，也会感动不已。然后丈夫再抱抱媳妇，亲亲媳妇："宝贝！有老公在，别怕！"媳妇一定更加感动，两人的感情会比以前更好。

　　如果媳妇情商高一点儿，那么在丈夫发火的时候，可以不理他，做点儿他喜欢吃的，再敬一杯酒，诚恳地说："老公啊！对不起！今天给你丢人了，实在不好意思，向你道个歉！"骂了半天，人家不但没还口，还向你道歉，任何一个脾气不好的丈夫，也会原谅媳妇，检讨自己不该骂对方。

　　丈夫情绪稳定了，媳妇可以继续说："老公！你知道我为什么不管不顾地追强盗吗？"

　　"你不就舍不得那一千多块吗？"

　　"你真以为我是为那一千块钱吗？这是你给我买的礼物，你吃苦受累多不容易呀！若是以前男朋友给的，丢就丢了，我才不追呢！"

然后跟老公温存温存，撒撒娇，嗲一嗲："老公，亲爱的，别生气了！人家知错了！"丈夫一定火气全消。经过此次事件，夫妻感情不是更深了吗？

这个案例说明，当灾祸降临时，心理健康者相信事情可以发生转机，从容面对，便可化险为夷；心理不健康者，认为是无法挽回的灭顶之灾，便会酿出更大的悲剧。

二、寄希望于未来

希望是后现代积极心理学研究的重要内容，近年来，西方国家对此的研究越来越多，我的两个博士生的毕业论文做的就是有关希望理论的研究。

苏联有部电影《列宁在一九一八》，是很有名的大片，里边讲到列宁的警卫员瓦西里。这个人聪明干练，而且对革命事业忠心耿耿。那时候"白匪"猖獗，老百姓都没有吃的，红军也没有粮食。有一次，列宁让瓦西里押运粮食，他守着好多粮食，自己却饿得几乎要晕倒了。完成任务回到家里，跟他的太太告别，妻子看丈夫饿得皮包骨，在相互拥抱的时候，把家里仅存的两片面包放到他兜里了。他觉察到了，边拥抱边悄悄地又把面包掏出来，留给了爱人和孩子，临走的时候瓦西里有几句话十分感人，我很难忘记。他说："亲爱的，面包会有的，牛奶会有的，等打完了白匪啊，咱们什么都会有的。"这就是希望教育！

2010年，在玉树地震灾区，胡锦涛同志在黑板上挥笔题词："新校园，会有的！新家园，会有的！"这也是对灾民的希望教育。

1. 绝望酿悲剧

没有希望就成了绝望，人一绝望，只有两条路：一个是"我不活了"，上吊了，跳楼了；再一个是"我跟你玩命儿了"，拿刀乱砍人了。没有希望就会发生悲剧甚至惨案。

2008年"5·12"大地震时，北川县委一位三十二岁的宣传干事，失去了六岁的儿子，他虽然立功受表彰并晋升，还是因丧子之痛，于第二年4月20日在家中自缢身亡。他们夫妻正处于适合生育的年龄，政策又允许，不但儿子会有的，说不定还会来个龙凤胎，怎么就绝望了呢？当时许多失去亲人的灾区干部，都是通过投入紧张的抗震救灾工作来摆脱痛苦的。

汶川地震灾区，有一对羌族夫妻，靠制作民族服装勤劳致富，刚建起的二层小楼被震塌了。媳妇很坚强，说我们的双手还在，可以从头再来。丈夫却一蹶不振，因悲观绝望，杀死妻子后自杀。

所以，我当时向地震灾区政府建议，要对灾民开展希望教育："房子会有的，儿子也会有的。"我们人啊，只要有希望，你就能够活下去，你就有奔头儿。

下面讲讲我个人的亲身经历和所见所闻。

我是二十世纪六十年代初考上大学的，当时北京只有北大、清华、师大、人大四所学校叫"大学"，其余都是"学院"。戴个大学校徽很神气，可是倒霉就倒霉在这大学上了。那些考入四年制学院的同学，到1966年刚好毕业，好多人留北京了。我们大学是五年制，应该1967年毕业，可那时候全国许多地方还在"武斗"，直到1968年，通过部队军管，各省市、单位成立了"革命委员会"，实现了"全国山河一片红"，我们才被分配工作。

当时的口号是：要做"革命一块砖，东西南北任党搬""要做一个永不生锈的螺丝钉，党把我拧在哪里，就在哪里闪闪发光"。又刚好赶上"知识分子接受工人阶级再教育很有必要"的年代，分配方案一宣布，打起背包就出发！于是，我就到了东北抚顺胜利煤矿。

那个时候的煤矿，事故比现在要多得多。为什么呢？因为当时的社会秩序一片混乱，工程师、矿长都作为"反动权威"和"走资派"被打倒了。那时，几乎天天开"批斗会"，批斗所谓的"黑帮分子"和"地富反坏右"，开完"批斗会"，就到一千五百多米的地下"创高产"。遇到危险了怎么办？不讲科学态度，只讲革命精神，高喊口号"一不怕苦，二不怕死！""下定决心，不怕牺牲，排除万难，去争取胜利！"。爆炸了，塌方了，有人去世了，开个追悼会，背诵一遍："要奋斗就会有牺牲，死人的事是经常发生的，为人民利益而死，就比泰山还重。"这就完了！为什么我把这些背得那么熟？因为老开追悼会，每次都要背这一段。

在那个特殊的年代，我们宿舍八个矿工，到我离开的时候，已经牺牲了两位。一位是五十多岁的老师傅，山东人；还有一位是煤校刚毕业的小伙子，与我脚对脚，同住上铺。我们大学生也有长眠在井下的，我本人也受过伤。

有一位学外语的大学生，一到煤矿便绝望了，走路低着头，从来不理人；在批斗会、政治学习中从不发言，不了解的人甚至怀疑他是个哑巴。

有时，井下停电了无法工作，工友们便围在一起说脏话，讲"黄段子"。说句玩笑话，我们接受的"工人阶级再教育"很全面，还包括性教育。很多学校老师不教的东西，师傅给我们补课了，让我大开眼界，收获多多！可这位会讲"洋话"的老兄，觉得大家聊的内容低级庸俗，一个人躲在远远的角落里生气。

有一次，工友们正聊得开心，忽然得到通知，不远处的一个巷道着火了，我们必须立即撤离！大家都跑了，把他给忘了。他晚了一步，路又不熟，没出来，长眠在井下了。即使不发生这种意外，像他这样整天精神恍惚、懵懵懂懂的状态，也容易出事。

当年，我和那些师傅，无论年轻的、年老的都相处得很好，我觉得那些工人师傅都很可爱、朴实。他们很关心我，不让我去危险的地方，甚至有时为此跟我发火。比如工作面（我们叫"掌子头")有塌方(我们叫"冒顶")危险,师傅上前处理,我也跟着进去了,师傅回头就骂:"找死啊!这种地方你也敢进来!"他骂我其实是爱护我。顶板有危险必须由有经验的老师傅处理,他操作时小心翼翼,非常警觉,稍微有点儿动静或变化,一个箭步跳出老远,五十多岁的老师傅反应极快,我却还在东张西望、左看右看,问师傅:"怎么了?"师傅也不回答,有时一脚把我踢出去,有时拉起我就跑,救了我一命。如果你平时不跟别人来往,把自己封闭起来,人家认为你"清高架子大,看不起我们工人阶级,跟我们连句话都不说,更不要说叫声师傅了",那人家也不理你,你就可能误入歧途进入危险地区。如果师傅关键时刻不拉你一把,你就可能"光荣"了。

在我的老同学以及和我一起劳动的大学生中,名字打黑框的已经有好多个了。他们在那些艰苦年代觉得这辈子算完了,长期心情郁闷,因而得各种疾病,英年早逝。

有位和我同一天来煤矿,分到同一个采煤队的大学生,他上午报到,我下午报到,白天领完工作服和矿灯矿帽,当天晚上就让我们下井上夜班。他是南方人,对东北的气候、饮食都不习惯,又是学音乐的,平时有个习惯动作,手指总像弹琴一样动来动去。"造反派"看不惯,经常骂他:"你这个'臭老九'就是没改造好!怎么开个批斗会你也给伴奏啊?你弹什么曲子呢?"他在井下怕手磕着碰着,难免缩手缩脚,又被说成"怕苦怕累,干活怕吓着",所以他心情一直不好。但是他运气还不错,干了不到三年,因为会拉琴、弹琴,被调到文艺宣传队搞伴奏去了。

"四人帮"倒台后，宣传队解散，他又是第一个被落实政策，回家乡大学教书的人，但是他一直心情不好，觉得"下放"劳动把自己耽误了，他对婚姻也不满意，牢骚满腹，整日郁闷，不到六十岁就得肝癌去世了。

2. 活在希望中

法国作家莫泊桑有一句名言："人活在希望之中。"

德国作家歌德也有一句名言："希望是不幸者的第二灵魂。"

美国首任总统乔治·华盛顿则说："一切的和谐与平衡，健康与健美，成功与幸福，都是由乐观与希望的向上心理产生与造成的。"

积极心理学倡导者塞利格曼指出："宗教带给信徒希望。因为对未来有希望，所以现在的生活更有意义。"

老百姓吃斋念佛，不求今生求来世，也能活出希望来。

一个人不论多么艰难困苦，哪怕身体有残疾，生理有缺陷，哪怕重病缠身、经济困难，只要还有希望，就能够顽强地活下去。

你看，老百姓有时候会这样说："哎，到秋收时就不饿了""孩子大了就好了""我的病会好的"。这其实说的都是对生活的希望。面向未来，永不绝望，就能勇敢地活下去！

当代作家王朔先生在新冠病毒肆虐期间撰文，说自己战胜疫情的最好办法不是戴口罩，而是信念——"一切都会过去的"，或者更正能量一点儿——"一切都会好起来的"。

那些在特殊年代熬过来的老专家、老干部，他们一定有种信念："不会老是这样子的，挺住，好好活着！"最后他们官复原职，又能发挥自己的余热。但是也有人绝望了，没熬过来。

有人问我："当年你被下放到堪称'人间地狱'的煤矿劳动，那么艰苦，那么危险，你怎么能够熬过来啊？"

主要是我有希望！说一句觉悟不高的话，我从到煤矿那天起，就没打算在煤矿干一辈子，更相信自己不会一辈子在井下刨煤。为什么呢？我想："咱是大学毕业，学心理学的，不管接受再教育还是劳动锻炼，总有个期限吧！不过就是一两年或者两三年的事情！"我当年的想法是："将来最差也能当个老师，教不了中学的数理化，还可以教小学语文、数学啊！我怎么会一直在煤矿井下当工人呢？不可能的！"

不出我所料，1970年，学校开始复课，当时提倡"工农兵占领上层建筑"，上级要求成立"工人讲师团"，进驻中小学。队里不舍得让技术好、体力强的师傅去，就把我派去了。于是我摘下眼镜，穿着劳动布工作服，进入了煤矿子弟学校。为了宣传"矿工登讲台"这一新生事物，上级还让我在小学四年级语文课上做了一场观摩教学，课文是"国际歌"。我连讲带唱，声情并茂，大获赞扬。那时的领导说这堂课证明："搞好'斗批改'，把资产阶级知识分子赶下讲台是完全正确的，我们工人阶级完全能够领导一切。"可是不久，有人打探到我是冒牌工人，不但家庭出身不好，还是大学毕业，是比学校老师更臭的"臭老九"，便给上级革命委员会写了检举信。就这样，我当了不到一个月的小学老师，便又灰溜溜地下井刨煤了。但我还是坚信，我讲课受到好评，今后一定有机会再登讲台。

有希望，就好像我能在一条黑黑的巷道看见远处的一点点儿亮光，奔着它走肯定能出去。如果周围是漆黑一团，那就真的会令人毛骨悚然。正因为我能看到曙光，所以才没有绝望。

又过了一两年，我就想："嗯，'斗批改'搞得差不多了，该落实政策了。有些领导干部都解放了，我们大概也要归队了。今年不成明年也差不多了，明年就不会下井劳动了。"不过，明年复明年，明年何其多！就这样一年年盼，不知不觉，十年就过去了。从1968年7月到1978年9月，我当了十年多的采煤工。

这也没什么了不起的！我现在不是到处讲课吗？从中小学到大学，从企业到机关，从乡镇街道到中央党校，从内地到港澳，走遍全国……如果我当年悲观绝望，就不会有今天了。

所以我们人一定要活出希望来，要寄希望于未来。无论你现在处于多么艰难困苦的环境中，只要你相信人的弹性和潜力是很大的，就没有你受不了的苦，遭不了的罪！你只要咬牙坚持住，总有一天会苦尽甘来。

孟子有言："天将降大任于是人也，必先苦其心志，劳其筋骨，饿其体肤……"

"宝剑锋从磨砺出，梅花香自苦寒来。"人在年轻的时候吃点儿苦没什么了不起的。我从不愤世嫉俗，更不怨天尤人。我觉得煤矿这十年是自己人生的一段宝贵经历，也是我特殊的资源和财富。因为我受过那十年的苦，所以现在特别容易满足。我看什么都觉得好，经济生活好，社会氛围也好，环境宽松，我觉得特别开心。

我常对一些年轻人说："你怎么老不满意啊？现在比以前好多了！当然也不能说现在的社会完全没有缺点和不足，但是我觉得，现在的社会和过去的年代已经存在天壤之别了！"哈哈，我也像解放初期的一些老年人那样，喜欢忆苦思甜了！

我们现在构建和谐社会，要从多方面入手。我觉得在广大群众当中，在青少年学生当中，有必要开展一种"希望教育"，就是教育他们"放开眼界看未来"。社会在不断进步，今后会越来越好的。所有的困难都是暂时的，曙光就在前头！

特别是对于一些贫困大学生、下岗工人、残疾人等弱势群体而言，对于落后地区或由于各种原因受灾的地区而言，媒体和政府都要引导大家向前看，使大家相信："将来一切都会好起来，面包会有的，牛奶会有的，房子会有的，汽车也会有的，工作更会有的，好好活着吧！"不要吃苦受罪的日子你赶上了，好日子到来的时候你却不在了，那岂不有点儿冤！

苦难也是一所大学。一个从未经历过苦难的人往往会身在福中不知福。

我的一些学生，家里很穷，他们在学校省吃俭用，啃馒头，吃咸菜，边学习边打工。现在，他们大学毕业了，拿到了硕士或博士学位，成了专家、教授了，便把爸爸妈妈接到北京来，尽点儿孝心。那种成就感，简直无法形容！而那些"官二代""富二代"，就完全体会不到这种幸福感。

三、促使矛盾转化

1. 祸变为福

古语有云：祸兮福所倚，福兮祸所伏。"福"和"祸"是可以相互转化的。

遇到好事别忘形，小心乐极生悲。得意时不要张狂，失意时不要气馁。

在困难的时候，要看到"黑暗即将过去，曙光就在前头"，这就是发展的眼光。

人间之事，福兮祸兮，实难预料。"塞翁失马，焉知非福。"

老头儿的马丢了，是坏事吗？焉知非福啊！果然，过了几天，老马识途回来了，还跟过来了一群野马。这是好事吗？焉知非祸啊！儿子训练野马，从马背上摔下来，腿断了。你可能会想，这回，不要说用辩证法解释了，就是变戏法，也不能把事情变好了！还真难说！过了不久，官府来抓兵，全村的壮丁都被抓走了，就剩了这个瘸腿的儿子。几年后，被抓走的壮丁全部战死沙场，马革裹尸还，这个儿子成了村里唯一的"革命火种"。你说，断腿是好事还是坏事呢？如果腿没有断，可能命都保不住了！

这种福祸转换的事例在我们的生活中并不鲜见。我还是要讲个自己的亲身经历。

在煤矿劳动的第三年，一个"高产日"，我正在"攉大锹"，干"倒煤（霉）"的活（用铁锹把火药刚炸下来的煤炭倒到电动溜子上），"掌子头"突然"冒顶"，就是突然发生塌方事故了，我被埋在了里面。师傅把我救出来，送到医院，我才从昏迷中醒来。

师傅对我说："你小子命大！顶板上没有石头，没把你砸死；埋得也不太深，我第一个救的你。你这个大学生不容易啊！你们哪儿干得了这种活？幸亏你没偷懒，铁锹被你压在了身下，有点儿空隙，救了你一命。你要是偷奸耍滑，铁锹倒在旁边，早憋死闷死了！"看来不偷懒是大有好处的。

我醒来后感觉嗓子干，有点儿渴。师傅递过来了工伤者可享用的水果罐头，结果我的手"不听使唤"，抓不住，把自己分到的两瓶罐头都摔碎了。经大夫反复检查，确诊是颈部神经受了损伤，从此我留下了手颤的后遗症，写出的字歪歪扭扭的，吃饭时必须两手并用，一手拿筷子，一手拿勺子或叉子，否则很难夹住。

我的另一处伤是在腰部，我喜欢站着讲课的一个重要原因，是坐久了腰会受不了。

工伤导致了后遗症，看起来我够倒霉的了吧？但是应了那句"大难不死必有后福"的老话，我受了重伤，住了两个半月医院，没想到因祸得福，认识了主治大夫。她还将自己的好友，也是一位白衣战士，介绍给我，我们第二年就结了婚。电视剧《亮剑》中的八路军团长李云龙，是受伤住院时找了个护士做妻子，我是住院时找了个大夫做妻子。

妻子也是东北人，因支援"三线建设"，在贵州水城老鹰山煤矿医院工作。那个年代，调动工作非常难，特别是由偏远山区调到城市，更是难上加难！我只能过着"一年一度探亲假，不是牛郎，胜似牛郎，两地分居徒悲伤"（这是我在写给同学的信中，套用毛泽东同志的诗词"一年一度秋风劲，不似春光，胜似春光，寥廓江天万里霜"所做的自我解嘲）的生活。

也许是"善有善报"吧！在特殊年代，她冒着同情"走资派"的风险，关照过一位整天挨"批斗"的老领导，无非是递杯水或给伤口涂点儿药的小事，却被这位大领导铭记在心。他在官复原职后，鼎力相助，帮我爱人调回了抚顺。如此看来，人还是多做善事为好。

1976年，伟大领袖毛泽东同志逝世。一位老师傅，是个劳动模范，曾作为党代表出席中国共产党第九次全国代表大会，对毛泽东同志有很深的感情。他在追悼会上恸哭，并且将一枚毛主席像章别在了胸前的肉皮上，下井后拼命干，连续干了几个班次也不肯升井。当时的领导很高兴，说："这是精神原子弹，一定要大力宣传！"他让我写写这个师傅的事迹，并强调要突出两点：第一，写"毛主席是我们心中的红太阳，毛主席永远活在我们矿工心中"；第二，写师傅"加班干，连轴转，出大力，流大汗，吃大苦，耐大劳，多出煤，出好煤，化悲痛为力量，以实际行动怀念毛主席"。我当时想，如果这样写，可能会把老师傅害了，他以后可能没办法把像章取下来了。于是我对那位领导说："毛主席逝世了，我们都很悲痛。毛主席要活在人们心里，不是活在肉里，否则以后摘下来不就是不活在心里了吗？若大家都这样做，有人得了破伤风怎么办？当务之急是动员这位师傅升井，时间久了会出事的！"我本来还想说："升井后让大夫把像章取下来，给师傅胸部抹点酒精消消毒，毕竟井下太脏了！"可再一想，我当时决不能说这样的话，这样的话一出口，可能会被说成"反革命"，如果被说成"反革命"，最轻也要挨"批斗"，弄不好还会被关进监狱。那时，说每句话都要格外小心。幸好我将后面这句话"咽"回去了，只加了一句"让师傅好好休息休息"。就这样，当时的领导还是说我"觉悟低，对毛主席没感情，没改造好，继续劳动吧"！于是我又多干了两年。否则，在"四人帮"被粉碎、落实知识分子政策后，我就不会再当矿工了。到了1978年，我自己考回了北京的母校，现在才有机会给大家讲课。

现在每次回抚顺，看望当年一起在煤矿劳动的伙伴时，在酒桌上，总有人对我感叹："当年咱们那么多大学生，怎么就你往回考，我们怎么没想到呢？我们现在退休了，每月只有两三千块钱。你多好，大专家，到处讲课，多风光！还是你有远见哪！"我说："不是我有远见，而是因为我最倒霉！如果我也像你们一样，坐在办公室里，一杯茶，一支烟，看看报，聊聊天，有的还当了主任、科长、书记、矿长，出来进去都很神气，我肯定也和你们一样安于现状了。"

我还经常开玩笑说："人不要怕倒霉，我所有的运气都离不开倒霉！每倒一次霉，就会带来点儿福气。"这就是我在生活中领悟到的辩证法。

总之，万事万物都在不停地运动，都在不断地发展变化。静止是相对的。潮起潮落，"三十年河东，三十年河西"，日月山河都在变，社会人心更在变。所以我们一定要与时俱进，跟上社会的变化，不要抱残守缺、墨守成规。

当我们不顺利的时候，"倒大霉"的时候，就想"一切都会变的，慢慢会好的"，想想发展论，想想下边这些话，就会豁然开朗。

否极泰来。

时来运转。

黎明前的黑暗。

车到山前必有路。

柳暗花明又一村。

没有永久的敌人。

没有不散的阴云。

小变会带来大变。

渐变会导致突变，量变会引起质变。

逝者已矣，来者可追。

冬天到了，春天还会远吗？

2. 转化条件

祸变为福，坏事变好事，这样的事情是不会自然发生的。任何转化都是有条件的。

比如，如果我不继续学习，就不可能成为教授、博导。

只有不断努力，我们才能促使事物向好的方面转化。

个人主观努力是矛盾转化的内因，外因特别是机遇也很重要。

没有社会大环境的改变，没有改革开放，我们无论如何努力奋斗，也不会有今天的成就。

但机会总是留给有准备的人，外因只是条件，内因才是变化的依据。

新东方英语创始人俞敏洪，在抗击新型冠状病毒期间写的《疫情日记》中，讲述了一个故事：他的一个朋友的朋友，因为某些问题度过了四年监狱生活。当其他犯人都在牢中度日如年的时候，他背诵完了《牛津英汉双解词典》上的大部分单词，并把英语学到了高级水平。出狱后，他利用自己熟练的英语，遨游了大半个世界，还翻译了几本英文著作。

多年前，我在欧洲访问，在机场偶遇一位陌生中年人，他喊我"郑老师"。坐下交谈后，我了解了他的传奇经历。

他出生在安徽的一个小山村，自幼勤奋好学，考取了县城的一所师范学校。他毕业后要去小学工作，而在当地，连初中都不教英语，所以师范院校的学生们对学校开设的英语选修课普遍不感兴趣，觉得学了没用，没有人选这门课。可他想的是，多学一点儿东西终归有益无害，于是选修了英语。

苍天不负有心人！他们毕业那年，当地乡镇初级中学开始设立英语课，急需英语教师，但由于招不到大学毕业生，只能降格以求。这个乡下孩子，就这样幸运地成了初中英语教师。他不但边学边教英语，还自修了师范院校开设的教育学、心理学课程。几年后，他考取了北京师范大学，成为教育系的研究生，还听过我的讲座。

研究生毕业后，他被分配到国家劳动部工作。又过了若干年，他成为我国派驻国际劳工组织总部的官员。

他的讲述，让我唏嘘不已。上帝总是偏爱积极向上的人。不要怨天尤人，整天责怪原生家庭，抱怨单位或社会；也不要临渴掘井，急时抱佛脚。只有自强不息，持之以恒，居安思危，未雨绸缪，机遇才会眷顾你。

除了个人努力，由亲人、朋友、同事、各种组织和各级政府构成的社会支持系统，则是促进事物转变的重要外因。

中国台湾的黑帮杀手吕代豪，罪大恶极，先后进过十四座监狱。在一个女孩五百多封信的感召下，他终于良心发现，放下屠刀，改邪归正，后来还拿到了五个硕士学位、三个博士学位。

3. 转化方法

（1）情绪升华

人的情绪是有能量的，把它宣泄出去，有一点儿浪费能源，就像把洪水从溢洪道放掉了，当然可以避免灭顶之灾，但是用它来发电不是更好吗？这就把能量和平利用了。

精神分析理论中的升华，指的就是对情绪能量的和平利用，是最高水平的宣泄。

把情绪的这种能量引到一个正确的方向上去，让它具有建设性、创造性，对人、对己、对社会都有利，这就叫作升华。

升华也就是我们常说的，"化悲痛为力量"。

古今中外有很多升华的实例。

先举一个负面的例子。俄国大诗人普希金性格刚烈，控制不住情绪，同情敌决斗身亡，成为一个失败的英雄。那么有才华的一颗文坛明星就这样陨落了。

我们真的为普希金感到遗憾，为什么不把这种情绪升华呢？愤怒出诗人！写诗揭露这种不道德的行为，既可以宣泄自己的情绪，又能给人类文学宝库增加更多新的诗篇，以后有人遇到类似情况，一读这样的诗歌，就觉得特解气，不是挺好吗？但是，很可惜，普希金没有将愤怒升华。

德国大作家歌德是个相反的例子。他年轻的时候失恋了，很痛苦，曾经想过自杀，但又觉得这么死不值得，怎么办？算了，写吧！写一写是宣泄，把这种情绪表达出来。他写呀，写呀，结果歪打正着，他把这烦恼写得淋漓尽致，就成了名著《少年维特之烦恼》，这就是升华。

由于书中的维特最后自杀了，所以在这本书出版后，社会上一批失恋的年轻人学着维特自杀，心理学中把这种模仿现象称作维特效应。你看，媒体对某些消极事件的报道越多，越绘声绘色地大肆渲染，越会引起连锁反应，导致更多人受到影响。

一位很有名气的杂志主编，曾在电视节目里作为节目嘉宾说："富士康血汗工厂逼得年轻人像鸟儿飞一样扑向蓝天！"这位先生平时对一些问题的分析，我是十分佩服的，但我这次听了很不舒服。在这里，我觉得有必要提醒媒体朋友，在很多国家，对自杀的报道都是有许多限制和禁忌的。

一个人遭受挫折、白眼，可以这么想，"别人看不起我，那我就努力完善自己，在学问修养上多下功夫，让自己成为佼佼者"，这样，或许就会有人喜欢你，对你感兴趣了。

有一个叫谢灵顿的英国人，他年轻的时候不务正业，好吃懒做。有一天，他心血来潮，向一个清洁工求婚。清洁工瞪了他一眼，骂道："呸！好你个谢灵顿，也不撒泡尿照照自己，就你这个癞蛤蟆还想吃老娘这天鹅肉？我告诉你，就是天下男人都死光了，我们女的啊，集体去跳泰晤士河，也不会有一个人嫁给你。你算没戏了，这辈子就打你的光棍吧！"

她骂得够狠了吧，够可气的了吧！开始的时候，谢灵顿很生气，可是他后来一想："我怎么都混到这份儿上了，人也不能这么活着啊！"清洁工的这一顿臭骂把他骂清醒了，他决心换一种活法！从此，他发愤图强，经多年苦读，成为一位著名的生理学家，还获过诺贝尔奖。当然，他不会再去找那位清洁工了，但是他也没有忘记她。这是他在自己的传记里讲的故事。

这给我们一种深刻的启迪，一个人，不要怕挫折，不要怕失败，特别是在青少年的时候，哪怕你逃过学、留过级、拿过人家的铅笔和橡皮，打过架，斗过殴，进过少管所，坐过大监牢，都没关系，在哪里跌倒，就在哪里爬起来！只要你努力，什么时候都不晚。

社会是以成败论英雄的，只要你最后成功了，所有你干过的蠢事、傻事，丢人现眼、见不得人的事，就全都成了名人的奇闻轶事。这些事不但不丢人，人们还津津乐道，还可以拿这些事教育别人。

升华，通俗地讲，就是变压力为动力，把失败作为契机，变坏事为好事！为了加深对这个词语的理解，我再讲两个国内的案例。

我在咨询中曾接待过一位女青年，她是因为择业方面的问题，来找我做生涯规划咨询。

她先讲了自己的个人经历：她和前夫从小青梅竹马，一起下乡，同甘共苦，感情非常好。但是后来，小伙子上了大学，她在家里洗衣做饭、伺候公婆，她省吃俭用，供丈夫念书。可她丈夫赚到钱之后就变脸了，进了城就变成了"陈世美"，要同她"拜拜"。她当然非常痛苦。她哭——这是宣泄；她劝——这是应对策略，她尝试努力把丈夫劝回来。但这位"负心郎""吃了秤砣铁了心"，怎么也劝不回来，说同她没感情了。"好，离婚就离婚，有什么了不起的！你能上大学，我就不能上大学？"她憋着这口气，擦干眼泪，拿起书本，废寝忘食，苦读一年，考取了北京师范大学。她前夫后悔了，来北京向她赔礼道歉，要求复婚。她对负心汉说："晚了！哥儿们，你这是'过期的船票'，登不上我这条'旧船'了！名牌大学才子如林，还有好多单身，幸好你跟我分手了，否则你还成了我的一个包袱，现在我可以重新选择了。你还是回去吧，咱们'涛声依旧'！"几句话把那个小伙子挖苦得脸红红的。这位女士说完这番话自己感觉很舒服，觉得比用什么办法报复他都好！大家看，这才是真正的强者！

我再举一个例子。这是东北的一位女老板，坐飞机到北京来找我做心理咨询，她讲了她的遭遇。

她和丈夫也是那种患难夫妻，双方家里都很穷，但两个人感情很好。穷是坏事情，坏事能变好事。穷则思变，夫妻俩同舟共济、艰苦创业，开公司做生意，几年后发财了。

有钱是好事，但好事又能变成坏事。"男人有钱就变坏"，夫妻发财后，丈夫就在外边偷偷地养了个情妇，然后把钱一笔一笔往情妇的账上转。情妇跟这个丈夫说："你跟你老婆离婚，咱们俩结婚。"当把钱转得差不多时，他与妻子摊牌离婚。这位女士一点儿心理准备都没有，因为她认为他们之间的感情是很少的，于是她苦口婆心地劝丈夫："你看咱们原来那么穷，都在一起过得很好，现在有钱了，房也有了，车也有了，孩子也有了，怎么还要离婚呢？"可无论她怎么劝都不管用。

劝是一种应对问题的方式，当劝解决不了的时候该怎么办呢？她想："有什么了不起的！离就离！"

到分家的时候她才发现，账上没有多少钱了。她觉得不对，说："不可能啊，咱们原来的收入不是不少吗？"男的就找借口，说："这年头哪儿不得花钱啊，哪儿不得靠钱来打点！"可他拿不出证据来。

她说："我明知道他捣了鬼，做了手脚，但是谁让我这个人平时'马大哈'呢！我现在跟他打官司，'劳民伤财'，花很多时间、精力，还不一定查得清楚，我又没有具体线索。所以我跟他说，'算了，懒得跟你纠缠了，你就凭良心吧！'"

男的假惺惺地说："孩子归你，多给你分一点儿，存款你拿多半，我拿少半。"其实他把大部分钱都转走了，账上已经没多少钱了。这位女士没有跟他计较，心里想："有这时间，我还不如自己赚回来呢！"

这位女士能力很强，很有自信，她自己说："我还有一些有利条件。几个大客户的信息都掌握在我手中，我怕什么呀！看我离了你能不能活得更好！"

离婚之后，她兢兢业业，废寝忘食，起早贪黑的，整天忙于事业。她本来能力就很强，又憋着一股气，很快，她的生意就做起来了，比原来还红火，成为当地有名的女企业家。

但是她前夫却让情妇给骗了。他把钱转过去了，婚也离了，但是情妇不跟他玩了，说："你这种男人喜新厌旧，将来有更年轻、更漂亮的，会不会把我也给甩了呀？"

男的赔了夫人又折兵，倒霉、憋气又窝火，成天愁眉苦脸、唉声叹气、抽烟喝酒、颓废堕落、穷困潦倒，整个人都垮了。

这位女士听说了，有点儿可怜他，毕竟"一日夫妻百日恩"，她还想拉他一把，就给他打了个电话，借口孩子有事找他商量。女士开着宝马车，带前夫到当地最大的酒店，点了他最喜欢吃的几个菜。她说自己那天也不知道怎么那么轻松，那么潇洒！又为男的夹菜，又给男的倒酒，边倒边说："怎么样啊？哥儿们！这两年过得还好吧？咱们可有几年没见了，来来来，咱们干一杯！"

男的也不吃也不喝，也不说话，闷着头，一支接一支地抽烟。

女的又问："唉！你怎么不说话啊？说说这几年的情况吧！"

男的回答道："你明知故问！"意思是，你明知道我现在过得特别惨，你是故意来气我、嘲笑我的。

下面是他们接下来的一段很有意思的对话：

女："我知道一点儿，知道的不多。怎么样？最近生意还好吧？"

男："早就不做了！"

女："怎么不做了？"

男："我没钱，怎么做？"

女："你怎么会没钱呢？你把钱都转走了。我没那么傻！我心里有数，不跟你计较就是了。你的钱到底哪儿去了？"

男："你明知故问！"

女："不说就不说吧！没钱也得想想办法吧？一个大活人不能'让尿憋死'。"

男："我没办法！"

女："没办法可以找我呀！老娘这几年混得还行。多了没有，百八十万的还调动得开。"

男："我没那么脸皮厚！我坑了你，再要你的钱，还不让大家耻笑！"

女（当场开了一张三十万的支票）："白给你，你不好意思要，算我借给你的吧！来，给我写个借条。放心！我不放高利贷，你就拿这三十万做本钱，把生意再做起来。三年五载、十年八年都没关系，什么时候把钱赚回来了，我一分都不多要，只把这本钱还给我就行了。你看，既无息又无期，够优惠的吧！但是如果你还胡闹，把这三十万折腾光了，或又让哪个'野娘们''狐狸精'给骗去了，你呀，别跳楼，也别上吊，你就告诉我钱还不起了，我绝对不逼债，更不同你打官司，咱们还到这儿来，还是我买单。我带着这张借条，你别忘了带打火机，我会当着你的面儿把这个借条烧掉，不用你还了。"

男（红着脸写了借条，收下支票）："谢谢！"

女："我提醒你一句，我可就帮你这一回，不会再帮你第二次了，你好自为之吧！"

男（感动流泪）："孩儿他娘，我对不起你啊！"

这个女老板因为忙于事业，把孩子放在自己父母那儿。老人对孩子有些娇惯。现在，儿子上初中了，总是打游戏机，她为此专程来找我做咨询。孩子的问题解决得差不多了，她要走时，我觉得好像还有什么事情没完成。中国人喜欢"大团圆"，于是有了我和她下面的对话：

"后来你们怎么样了？你们现在复婚了吧？"

"教授，您说我能跟他复婚？他那么坑我、害我，全然不顾多年的夫妻情分，太狠毒了，我一看他就来气，怎么可能跟他一起过啊？绝对不可能！"

"你既然不跟他复婚，为什么如此慷慨地帮他呀？以德报怨？那你太了不起了，太高尚、太伟大了！"

"教授，您别夸我了。我没那么高尚，更没那么伟大。您当我是帮他啊？我是帮我儿子，是让我儿子有个体面的爸爸。他那个'倒霉相'，让我儿子抬不起头，我是为了儿子才拉他一把，否则，我才不管他死活呢！我就这么高的觉悟！"

"那你也很了不起，同样很伟大！是另类伟大！"

世界上有各种各样的伟大——伟大的领袖、伟大的英雄、见义勇为的人，他们都各有各的伟大，我们都应该学习。这位女士不伟大吗？受了这么大的挫折，硬是没被击垮，她不是一味地憋气、生气，而是有志气、争口气，把挫折变成了动力。她没有整天哭天抹泪、寻死觅活，也没有上吊、跳楼、动刀子、泼硫酸、雇杀手，或者把"小三"的脸抓破、腿打断！社会上经常会发生这种悲剧，可是意气用事，最后倒霉的是自己，如果为此坐了班房，掉了脑袋，那都叫作用别人的错误来惩罚自己。

你看这位女士，把危机变成转机，促使自己取得了更大成功，这才是生活当中的强者。像这样的人，难道媒体不应该大张旗鼓地宣传，号召大家来学习吗？

（2）系统脱敏

很多人心情不好，是因为对一些事物太敏感，而情绪反应异常，比如过度恐惧和焦虑。

在临床心理学上，有一种行为改变技术叫暴露疗法，类似于中医的以毒攻毒，按照阴阳理论来说，也可称作"以阴制阴"。

暴露疗法中最为常用的是系统脱敏法，指的是使个体由弱到强逐步地暴露在个体感到恐惧或焦虑的事物面前，从而使个体消除对该事物的敏感，克服恐惧和焦虑情绪。

多年前，英达导演的室内情景剧《心理诊所》，曾请我去现场指导。有一集是采用系统脱敏法帮助来访者克服对猫的恐惧，具体做法大概是这样的：

咨询师先经常在这个人面前说猫，他听了不舒服，咨询师还继续说，说得多了，他就习惯了，适应了；然后再进一步，给他的房间里挂一张猫的图片，他一看见就感觉不自在，但是他天天看，慢慢就习惯了、不怕了；再逐步地让他看远处的猫、近处的猫、别人怀里抱的猫，再让轻轻摸一下猫，最后过渡到让他自己抱抱猫，从而使他不再怕猫。

一个人患有恐高症的人，让他在半尺高的讲台上走路，他一定不会紧张；让他站在椅子上，他可能有点儿紧张，但多站一会儿就习惯了；再让他站到桌子上，他可能感觉有点儿腿软、心慌，如果做几次深呼吸，那么他感觉会好些，每天练几次，他慢慢也会习惯；与此类似，还可以让他从一楼到三楼，再到五楼、八楼乃至更高楼层的阳台或窗口往下看，高度可以逐步升高，天天练，渐渐地，他就不那么恐高了。

一个孩子胆小害羞，不敢在众人面前讲话。家长让他"别紧张，胆子大一点儿"，但是解决不了问题，该怎么办？家长可以这样做：只要他开口讲话，不管他说什么，家长都表示喜欢听，听得津津有味，还要夸他"说得好"，这样，无论在幼儿园或学校发生什么事，他都会高高兴兴地说给家长听。再由亲人过渡到熟人，如果老师、同学和朋友都喜欢听他讲话，都夸他讲得好，他的胆子就会越来越大。再由熟人到陌生人，由人少到人多，由小组到班级，最后到在全校大会上演讲或辩论。这种循序渐进的过程，就是系统脱敏。

学校里很多学生患有考试焦虑症。克服考试焦虑最重要的是努力学习，增强自信。如果自己的功底扎实，准备充分，胸有成竹，考试时自然不会紧张。但也有人平时学得很好，考试时照样紧张，那么除了用积极心理暗示增强自信外，还可以采用系统脱敏法。具体做法如下：先是在脑子里想象自己的同学或家人在考试，这时如果自己感觉还好，没觉得紧张，就继续想象自己正在参加一次平时的小考试。你可能感觉有点儿紧张。怎么办呢？可以做做腹式呼吸，也可以用双手搓搓脸或揉揉头皮，或者想象一个宁静、优美的画面，让自己平静下来。当心情平静之后，就再想考试；感觉又有点儿紧张了，就再放松；直到想到考试时不紧张了，没有那种生理反应了为止。然后再升级，想象一场较为重要的考试，如果感觉紧张了，就再放松。接下来，想象自己参加一场更为重要的考试，譬如期末考试。再想象自己是在中考或高考前一天的晚上，你可能感觉很紧张，失眠，那就再去放松，然后再想，再放松。接下来，想象自己坐在中考或高考的考场上，想象那个紧张的气氛，或者想象自己碰到难题了，一感到紧张时，就做深呼吸或搓手搓脸放松。就这样，从想象别人考试，再到想象自己考试，从小考试到大考试，直到自己感到不再紧张为止。

这种以阴制阴的系统脱敏法，在具体操作时有两个要点需要注意：一点是将紧张刺激由弱到强排列时，每个阶梯既不要太大，也不要太小。阶梯太大，可能导致因无法成功而放弃；阶梯太小、太多，又会使人产生厌倦或效率太低。另一点是要和放松练习结合起来，这样效果才会好。为什么有人从小到大身经百考，非但没有脱敏，反而越考越紧张，就是因为没有同放松练习结合。

（3）强烈冲击

暴露疗法的另一种技术是强烈冲击法，亦称满灌法。

系统脱敏是循序渐进、由弱到强逐步地暴露；强烈冲击则是一次到位，是"你越怕什么越去接触什么"。也就是说，一次就把最严重的刺激摆在你面前，像洪水一样猛烈冲击你一下，如果你把这个难关渡过了，那以后比这轻微的情况对你而言当然就不成问题了。

前面介绍的克服怕猫和恐高的方法是系统脱敏法，倘若采用强烈冲击法，则是让怕猫的人突然进入有许多猫的房间，或者直接让恐高的人去蹦极。但是这种现实冲击有一定的危险性，只有专业人员在心理治疗的时候才可以用，一般人不要尝试这种方法。还可以使用虚拟的、假想的冲击法。这里举一个我的咨询案例。

二十世纪八十年代，我刚从美国访学回来不久，接待了一个女青年，她三十岁了，婚姻问题还没有解决。那时，三十岁以上的未婚女青年不多，所以虽然没有"剩女"的说法，但她还是很着急，到我这儿来咨询。

她说别人给她介绍了一个男朋友，见了几面，自己感觉不错，很想继续交往下去。但是小伙子最近有好多天不跟她联系了。那个时候没有手机，更没有短信和电子邮件，一般都是当面约，或者打公用电话，但是打公用电话得让别人来喊，很不方便。最近，对方既不来电话，也不来看自己，她心里就"犯嘀咕"，吃不下睡不着，所以来问我："老师啊！您说这么多天他不来看我，也不跟我联系，是不是要跟我分手了？"

心理咨询不会给人现成的答案，也不是讲道理，更不是给人出主意或替人做决策，心理咨询主要靠倾听。当然光听是不够的，倾听是让来访者有机会宣泄，咨询师听完了还要问，通过巧妙提问，引发来访者思考，使他最后自己搞清问题所在，自己找到解决办法，自己从困扰中走出来，所以心理咨询是助人自助。

在这个案例中，我先是耐心地听她讲，对她表示理解和通情，然后问她一些问题，下面是我们的谈话记录：

"嗯，你现在心情不大好，你的男友好多天不来找你了，你很烦恼。我对你的心情能够理解。可你为什么会认为他要跟你分手呢？你怎么会有这么一种想法呢？"

"我有预感。"

"你的预感是从哪儿来的？"

"来自我的经验。"

"什么经验？"

"我原来有过几个男朋友，都是别人介绍的，开始都谈得挺好的，可是谈着谈着，也不知道什么原因，每次在一起的时间就越来越短，而两次见面的间隔越拉越长，不知不觉，对象就谈没了，反正最后都不了了之了。看来这个人还是这种情况。他又开始跟我疏远了，我能不担心吗？"

你看，她想得有点儿道理吧！那我们现在可不可以得出结论呢？有人会说："我看，悬！还是另打主意吧！"

那是普通人的做法。一般亲友之间可能会这么说："唉！他不理你没关系，你可以再找别人嘛！实在不行，我给你介绍一个。"

但是心理咨询不能这样，因为对方究竟是怎么回事，你并不清楚，不能想当然！所以我还是继续问她："有几天没见面了？"

"都一个多礼拜，十来天了！"

"他没来找你，也没给你打电话，你有点儿担心。那你有没有主动找他，有没有打电话给他呀？"

"没有！"

"为什么你不找他啊？"

"我不敢！"

"你怕什么呀？"

"我怕他拒绝我，我经不起这打击，我已经失败很多次了，如果他拒绝我，我就完了，非崩溃了不可！"

"既然如此，请你坐好了，闭上眼睛，做几个深呼吸。然后听我说，我说到哪里你就想到哪里，脑子里浮现出相应的形象和画面。"

下面是我对她描绘的一系列画面：

现在你回去给他写封信，因为你不方便打电话找他，当面约他，你又不敢，怕被拒绝。写信不会立刻获得反馈，所以比较安全。信的内容是下个星期天中午十二点，你在单身宿舍里等他，请他吃午饭。

信写好了，你把它装进信封，贴上邮票，扔到邮筒里。回来就盼着，一天了，两天了……你们都在北京，他应该收到信了。

他收到信会有什么反应啊？是会跑来见你，还是会来个电话，或者回一封信呢？你就在那儿盼。一天没有消息，两天没有消息。你感觉度日如年，每天寝食不安，你想："怎么回事啊？他怎么不给回话啊？他到底来不来啊？"

一天又一天，你好不容易熬到了星期六晚上。你约的是明天中午见他，他到现在还不给回话，估计他不大可能来了。你心里直"犯嘀咕"，一夜翻来覆去睡不着！你不断地想："完了，这个男朋友又要吹了。"

折腾了一夜，第二天，你感觉头昏脑涨。一上午，你什么也做不下去，一会儿坐下，一会儿起来，出去，进来，你觉得心烦意乱，每隔一会儿看一次表，九点了，十点了，十一点了，十一点半了。哎哟！差几分钟就十二点了……你约他十二点来，他到现在一点儿信儿都没有，他估计不会来了。

就在快要绝望的时候，你突然听见"咚！咚！咚！"的声音。啊，有人敲门！你一看表，刚好十二点，你觉得肯定是他来了，他还挺准时的。哎呀，你好高兴啊，赶紧跑过去，把门打开了，结果大失所望，是个不认识的人，有个人敲错门了。你觉得很扫兴。回来再一看表，已经过了十二点了，过五分了，过十分了，过半小时了，你觉得他肯定不会来了！

就在你彻底绝望了的时候，突然又听见"咚！咚！咚！"的声音。又有人敲门。这时候，你的心怦怦跳。那边门在"咚！咚！咚！"，你这边心在"怦！怦！怦！"。哎哟，你觉得好激动啊！这次是他来了，还是又有人敲错门了？他来了会怎么说呢？你感觉好像法官就要宣判一样，你在等着判决，等着谜底揭开。

你的心怦怦跳着，哆哆嗦嗦地把门打开了，开门一看，太好了，正是他来了！你好高兴啊！你笑着迎上去："哎呀！你可算来了，快请进吧！外边天挺热的，是不是堵车了？快进来坐！"

你像一盆热火，对方却冷冰冰地说："甭进去了，你有什么话就在门口说吧！"

你一看，感觉不好了，你想："他怎么这么冷啊？以往不是这样的呀！那不行，怎么也得让他进来，在外边楼道里怎么说啊？"

"你看你已经来了，还是进来吧！坐下喝杯茶，歇一会儿，然后带你去吃饭，今天我买单。"

"还进去干什么呀？这么多天都不明白啊！还非得我当面把话说清楚？难怪别人都说你这人木，看来还真有点儿木啊！"

完了！这已经是宣判了。这时候你才发现，难怪他这么冷冰冰的，原来他后边还跟了一个女孩，她又年轻又漂亮。人家的新朋友正看着呢，他哪能进来呢？

彻底没戏了！你的脸一会儿变红，一会儿变紫，一会儿变青，最后气得煞白，张口结舌什么也说不出来。

你老不说话不行啊！人家问："你找我来有什么事，

你还有什么话要说，咱们之间还有什么不清楚的，你赶紧说！"

说什么呀？光生气了。对方又问："哎！你到底有事没有啊？你没事我们还有事呢！我们要看电影去。有事没有？没事我们走了！"

俩人一挎胳膊，那女孩还回头对你说"拜拜"！你眼睁睁地看俩人挎着胳膊走了，你把门一关，傻愣愣地坐了半天，最后号啕大哭。彻底没希望了！

我讲到后来，这位来访的女青年，脸色真的变了，气也出不匀了，汗也冒出来了。我看她进入状态，有了感受和体验了，于是接着说：

"好了，请睁开眼睛，喝杯水，做做深呼吸放松一下。咱们聊聊别的。哎，你老家是哪儿的？父母多大年纪？你做什么工作呀？"

聊了一会儿家常，我看她的情绪稳定了，就又让她闭上眼睛，我从头到尾再来一遍，她脸色又变了，我又让她休息、放松。

就这样，反复做了五六遍，到后来，她还有那种反应吗？没有了，她听了上句就知道下句了，该"开门"了，该"拜拜"了，她什么反应都没有。

下面呈现的是我和她的最后一段对话：

"好了！说说你有什么感受，有什么想法？"

"不行！我得找他去。"

"为什么要找他？"

"老这么悬着，到哪天是个头啊？该死该活呀，宣判早一点儿！天天这么拖着，非把我垮了不可，我不能'人不人，鬼不鬼'地这么折磨自己，得赶紧让他给个痛快话！"

"你不是不敢找他吗？怎么又敢了？"

"有什么了不起的！最坏不就像你说的这样嘛！看来我垮不了！"

你看，她的承受力增强了！我在这里用的就是强烈冲击法。

你可能会说，这种冲击法不是太危险就是太复杂，那我在日常生活中该怎么用啊？

有一次，我在中国浦东干部学院给市长班讲课时，在学员相互交流的环节问大家碰到烦恼怎么调节，结果大家你说一个办法，他说一个办法，讨论地十分热烈。有位老同志说："你们讲的方法都太麻烦，我有一种更简单的方法，无论碰到什么不开心的事，我就这么想，'有什么了不起的！大不了不过如此，大不了不干了！'"

他用的是"大不了"法，最坏也不过如此，没有什么了不起的！这样一想，自己就解脱了，就不会吃不下睡不着了。这个"大不了"法也可以被看作以阴制阴的强烈冲击法。

（4）厌恶疗法

行为改变技术中的厌恶疗法也是一种典型的以阴制阴的方法。

当不良行为出现时，通过施加某种令人不快的刺激，使行为者产生厌恶感，便能消除该种不良行为。

厌恶刺激可以是真实的，也可以是想象的。

国外流行一种橡皮圈疗法，通常用于治疗性变态。具体做法是：

给来访者手腕上套一条细细的橡皮圈，当他内心有不良行为（比如恋物）冲动时，就用另一只手弹拉橡皮圈，产生疼痛刺激，反复多次，不良冲动就会被抑制下去。这就是用真实刺激引起的厌恶感。

下面是我从互联网上看到的一位将自我催眠与厌恶疗法结合的成功戒烟者的自述（文字略有改动）：

我十七岁开始抽烟。今年二十岁了。前阵子，我觉得抽烟对肺部明显有损害，打算戒烟，但我试过许多次，始终没有这个毅力。于是我学习自我催眠，按照催眠步骤开始实行。起先，我无法使自己的心平静下来，家中钟的"嘀嗒"声和窗外的鸟叫声总会分散我的注意力。于是我将意识尽可能地集中在脚尖，然后开始逐步放松。初次放松，我用了一个小时，反复多次之后，我可以在半小时里达到"入静"状态。我们时常会因看书看得入神而听不到、看不到周围的一切，这就是因为注意力高度集中，我所要达到的也是这个状态。我"入静"后便开始自我暗示："我不需要香烟。那东西的味道让我恶心。我根本就没上瘾，那东西会杀了我。"

并且我幻想着每抽一口烟，就好比喝一口痰筒里那带着青痰和香烟头的脏水一样，这让我产生恶心感。后来几天，每次想抽烟时，我自然就会有"我没对香烟上瘾，我不需要它，我不会不抽就感到难受"的想法。很奇妙，这是自然而然地浮现出的想法。并且我真的开始对香烟感到恶心，有一次，我尝试吸了一口烟，却发现感觉真的想吐，逐步发展到后来闻到烟味就反感，我终于戒掉了烟，这个过程只用了一星期。

在这个案例中，讲述者就是通过想象产生厌恶感，达到戒烟目的。

（5）批评惩戒

种果树、种庄稼，既需要浇水施肥，也需要定期喷洒农药、修剪枝丫。人类社会，既需要歌颂光明，也需要批评黑暗，只有一种声音的社会显然是不正常的。为了保持社会和谐稳定，必须以歌颂光明为主；为了促进社会变革和进步，对黑暗的批评也是不可或缺的。

在教育工作中，我们提倡以表扬、鼓励为主，并非完全否定批评、惩戒的作用。现在，老师们不敢批评学生，因为一旦学生出了事，家长会不停上告，追究学校和老师的责任，搞得老师们如履薄冰，动辄得咎，只好放弃管教，这是一种很不正常的现象。

对于学生来说，批评、惩戒也是一种厌恶刺激，同样能起到以阴制阴、矫正不良行为的作用。

没有批评、惩戒的教育是不完整的教育。通过批评和不同方式的惩戒，可以让孩子知道什么是错的，什么是不可以做的，促使他们对自己的行为负责，承担必要的后果。

讲一个真实的故事。

1920年，一个12岁的少年在院子里踢足球，结果把邻居家的玻璃打碎了。邻居说："我这是高档玻璃，12.5美元买的，你要赔！"当时，12.5美元可以买125个鸡蛋。孩子没办法，回家找爸爸要钱。爸爸问："玻璃是你踢碎的吗？"孩子说是。爸爸说："你踢碎的，你就要赔。没有钱，我可以借给你，但一年以后必须还给我！"

在接下来的一年里，这个孩子给人擦皮鞋、送报纸，他一边"打零工"挣钱，一边节省零花钱，终于攒够了12.5美元，还给了父亲。

这孩子长大后，先是做了电影演员，后来成为美国总统，他就是人人皆知的里根。这是他在回忆录中写的一件事，他说正是通过这件事，他懂得了要为自己的过失负责。

我国某著名歌唱家之子，多次犯严重错误，都被父母出面摆平，未受到任何处罚。孩子愈发为所欲为，最后成为阶下囚。父母悔之晚矣。

（6）正向迁移

在学习理论中，"迁移"指的是，习得的经验对完成其他活动的影响。产生积极的影响，被称为正向迁移（也叫

"正迁移"）；产生消极的影响，被称为负向迁移（也叫"负迁移"）。

譬如，学会汉语拼音对于学习英语而言既会产生正向迁移，也会产生负向迁移。

在教育工作中，我们要尽可能增加或引导正迁移，努力减少或消除负迁移。

一次，一对家长带着一个不爱学习、整天玩小汽车、对外国汽车津津乐道的男孩找我做咨询。我同孩子一聊，发现他确实了解很多汽车知识，对外国名车尤其了解。我虚心向他请教，说自己想买一辆价格中档、安全性能好的进口原装车，请他给参谋参谋。他毫不犹豫地说出了一款车型，我当场称赞说："你太厉害了！好多老司机也建议我买这种车。"他接着滔滔不绝地对我分析了这款车的几大优点，并同其他几种进口车做了比较。我对他表示感谢，并说："就买这款车了！"

此时，孩子扬扬得意，父母在旁边却越听越着急，担心孩子以后会更加痴迷汽车。

我对男孩说："你真是个汽车行家，竟然知道这么多！那你将来是想一辈子开车、飙车，还是修车、造车、设计车呢？"

男孩立刻回答："我当然要制造汽车、设计汽车了！"

"那你懂得汽车原理吗？"

"我以后会懂的。"

"怎么才能懂呢？"

"好好学数理化呗！"

"只学数理化就行了吗？"

"当然也要学好语文、外语和其他文化课。"

"你有制造汽车、设计汽车的理想非常好，目前咱们国家的汽车工业还在发展之中，我相信你经过努力学习，一定会实现自己的梦想，成为一名杰出的汽车工程师或设计师，造出更好的汽车！你有决心、有信心吗？"

男孩很激动，高声回答："有！"

几天后，父母通过电话告诉我，孩子回去后发生了很大的变化，他不再痴迷玩小汽车，而是开始拿起书本学习了。

还有一个痴迷网络游戏的男孩，我让一个被公认为"网游高手"的研究生同他博弈。男孩一直认为自己很厉害，在同学中没有对手，想将来做个专业选手，靠打游戏吃饭，或者去造游戏机，设计游戏软件。没想到"天外有天"，连输几局之后，他对我这位学生佩服得五体投地，虚心求教制胜之道。

我的学生先是肯定他"确实打得不错"，但"还属于小儿科水平"，又进一步对他说："天下高手云集，你连我这业余的都打不过，更不要说同专业选手过招了。你知道为什么会输给我吗？因为我都是研究生了，学问高，知道得多，懂得其中的原理和秘密。你对游戏感兴趣，想往这方面发展的志向很好，但前提是要学好文化和科学知识，你这样玩是玩不出名堂的！"男孩心服口服，以后再不痴迷游戏了。

我们的心理健康教育实验校有个男孩，上初一，从小爱打架、骂人，学习成绩一塌糊涂。我同他聊过几次，一次偶然谈到流星雨，我发现他懂得很多天体物理知识，便虚心向他请教，并问他为什么喜欢研究这些，他讲出了久藏心中的秘密：他两岁时被生母抛弃，又受到继母百般虐待，在外也经常受人欺侮，所以他不喜欢这个世界，想将来造一个大炸弹，把地球炸掉！

我说："你喜欢天体物理很好，但不能炸地球，把许多好人都消灭了。你可以造飞船到外太空去。"我让他从流星雨谈起，对全班同学报告了他掌握的天体物理知识，使他增强了自信。他的老师和同学们也改变了对他的看法。后来，他考上高中了，高中毕业后又考上了一所工科大学。

还有一位高中男生，一心想考传媒大学，将来当个播音员或主持人。他经常在数学课上看播音主持方面的书。数学老师不但没批评他，还表扬他普通话标准，声音"有磁性"，经常请他在课堂上朗读数学定理或例题，并提醒他"数学太差会影响高考总分"。这个同学没有放弃数学，最终如愿以偿，考取了某传媒大学的播音专业。

不良行为是阴，我们把它迁移到正确的方面来，阴就转化成了阳。

（7）角色扮演

这是我们在学校心理健康课和家庭治疗中经常用到的方法。通过角色扮演或演心理剧的方式，让学生或来访者体验不同人物的内心活动和情绪感受，观察和模仿正确行为，改变和消除不良行为。在本书的"应用篇"，在那些对大学生的团体疏导案例中，我提到了角色扮演的具体应用。

　　以上介绍的仅仅是"将坏事变好事"的几种方法，促使矛盾
转化的方法远不止这些，本书（包括前面和后面的章节）提到的
四大方略和三十多种具体技术都有助于矛盾转化，改变人的情绪
和行为，我在这里就不再赘述了。

第十一章　变失衡为适度

掌握中庸之道，克服极端思想，变失衡为适度，是阴阳辩证疗法的第四大方略。

有人可能会问："'彼亦一是非，此亦一是非'，这种'和稀泥'的中庸之道，不是早就被批判了吗？难道我们可以不讲原则、不分是非吗？"

问得好！万事万物并不是非黑即白、只有阴阳两个极端的，而是一个连续体，在黑白两极之间有着广阔的灰色地带，即一系列由白到黑的过渡状态。

世界上没有绝对的好事，亦没有绝对的坏事；没有无缺点的好人，也没有无优点的坏人。只是黑白或好坏对错的比例不同，其主要成分或矛盾的主导方面，决定了事物的性质，使人们去区分好人好事和坏人坏事。易言之，矛盾的主要方面为阳，便是好人好事，主要方面为阴，则是坏人坏事。

中庸之道并非不讲原则、不分是非的折中主义，而是强调阴阳平衡、做事有度。

一、两种应对

英国生物学家达尔文创立进化论，认为生物的进化是自然选择的结果，强调"物竞天择、适者生存"。生物对环境的适应无非两种策略：一是改变环境，例如筑巢建穴；二是自我变异，例如皮肤变色。

美国临床心理学家拉扎勒斯（R. S. Lazarus）指出，人们应对压力也有两种策略，或者叫两种取向。一种是问题取向的应对（后文也称"问题应对"），一种是情绪取向的应对（后文也称"情绪应对"）。

按照阴阳理论，我们可以把问题应对看作阳，把情绪应对看作阴。二者相辅相成，缺一不可，必须相互平衡。

1. 问题应对

什么叫问题？问题就是事物的矛盾。哪里有没有解决的矛盾，哪里就有问题。

（毛泽东《反对党八股》）

遇到麻烦或挫折，首先要问题应对。具体地说，就是通过我们的积极努力，克服困难，排除障碍，把矛盾解决了，压力就被消除了。

譬如工作任务多、难度大，对于组织来说，可以通过发动群众、挖掘潜力、深入调查研究、采用先进技术等方式来完成任务；对于个人来说，可以通过加强学习、提高业务能力、改进工作方法、合理安排时间、搞好人际关系等方式来达到目的。这就是问题应对。我们为战胜新型冠状病毒肺炎疫情采取的种种措施也都属于问题应对。

又譬如，对职务升迁问题导致的压力，我们可以通过不断完善自己，努力做好工作，取得群众拥护、组织信任，解决职称、职务问题，从而消除压力。

我的学生调查了公务员的压力，发现他们最大的压力来源不是工作本身，而是角色期望，也就是对职务和职称的期望。现在的公务人员都有很高的学历，他们又经过严格的考试和考察制度才被录用，完全能胜任工作，他们的苦恼主要来自"不进步"的压力。

我有一位在政府机关工作的朋友，年轻有为，三十出头就成了"正处"级干部，可从此之后，他就原地踏步了，到四十几岁时，仍然是个"处长"。他本人倒还心态平和，觉得自己"一个乡下孩子能有今天"，已经很不错了。可年轻貌美的妻子坐不住了，经常说他是"老陈醋"，儿子考试没考好，父亲鼓励儿子努力学习、争取进步，儿子会小声嘟囔："你进步了吗？老陈醋！"他哭笑不得。

这就是角色期望带来的压力。自己给自己的期望叫自我期望，别人给的期望叫他人期望，这些期望是很多人的压力来源。

我的这位朋友一贯积极进取、勤奋工作，到五十岁时，他终于成为"司局长",他的妻子和儿子再也不嘲笑他了。

那是不是所有的问题我们都能通过自己的努力解决呢？当然不是！

比如说，在公司里，有几个能力都很强的人，大家工作都干得不错，但不可能都得到提拔。职务的结构是金字塔型的，越往上越"高精尖"，只有少数人能如愿以偿。如果你的目标过高或工作难度过大，那么受各种主客观条件限制，你可能无论如何努力，也无法取得成功。而且，干得再好、再出色，总有碰到天花板、再也上不去的时候，因而难免焦虑抑郁，这就需要情绪应对了。

2. 情绪应对

解决问题，这只是应对压力的"一手"，我们也要学会"另一手"，即情绪取向的应对，就是调整好自己的心态，管理好自己的情绪。

我们既要不断地解决问题，又要不断地调整情绪。问题应对是改变现实，情绪应对是改变自我。

毛泽东同志曾指出，无产阶级在改造客观世界的同时，要不断改造自己的主观世界。他提出的两个"改造"，实际上就是两种应对。只有把两种应对都"搞好"，我们才能成为心理健康、适应良好的人。

情绪应对不良，不但直接影响你解决问题的能力，也会影响你的事业，更会影响你的身心健康，甚至影响社会的和谐稳定。

　　著名作家贾平凹曾说："咱能改变的去改变，不能够改变的去适应，不能适应的去宽容，不能宽容的就放弃。"

　　国学大师南怀瑾先生，在他送我的《老子他说》一书中提到，中国古人大凡成功者都是"内用黄老，外示儒术"。"内用黄老，外示儒术"的意思是，解决自己的内心问题、调节情绪，要用《黄帝内经》、老庄哲学；解决外部工作或事业上的问题，要用儒家的孔孟之道。前者是情绪应对，后者是问题应对。换句话说，孔孟之道是"齐家治国平天下"，老庄哲学是"修身养性调身心"。

　　也有人说，孔孟是入世的，主张积极进取；老庄是出世的，主张顺其自然。南先生则认为："综合老子所谓的'道'，既不是如佛家一样的绝对出世的，也不是如儒家一样的必然入世的。它是介于两者之间，可以出世，亦可以入世的。"他还形象地比喻说："儒家是粮店，道家是药店，佛家是百货店。"

　　近年来，不知哪位学者又将三者关系做了如下通俗、形象的概括："儒家是拿得起，道家是看得开，佛家是放得下。"这可谓入木三分，精辟之至。

　　以"两脚踏东西文化，一心评宇宙文章"为座右铭的林语堂先生则认为："道教与孔教是使中国人能够生存下去的负正两极，或曰阴阳两极。"这就用阴阳理论把二者统一起来了。

　　外国的心理咨询学界近年来倡导哲学疗法，我觉得老庄哲学对于修身养性、搞好心理调节是不无益处的。

　　如果一个人把儒家的孔孟之道和道家的老庄哲学都掌握好

了，一手抓问题应对，一手抓情绪应对，使二者动态平衡，相得益彰，这个人就不但事业能成功，还能成为一个幸福快乐的人。

二、双向比较

积极心理学之父马丁·塞利格曼认为："当一个国家或民族被饥饿和战争所困扰的时候，心理学的主要任务是治疗心理创伤；但在经济繁荣的和平时期，心理学的主要任务是帮助人们活得更加幸福而有意义，生活得更加美好。"

1. 幸福其实很简单

最近这些年，各地都在努力提高百姓的幸福感，在计算幸福指数时罗列了许多指标，我觉得太烦琐，于是写了一篇文章，题目是"幸福其实很简单"，列出了下面的幸福公式：

$$幸福感 = 成功 / 欲望$$

德国哲学家康德有言："快乐是我们的需求得到了满足。"人有需求就会产生欲望，成功则是对欲望的满足。

快乐受具体情境影响，比如生日聚会、金榜题名、洞房花烛、久别重逢等情境都令人喜悦；幸福是在一段时间内对生活的总体感受，一个经常感到快乐的人一定会觉得幸福。

无论快乐还是幸福，都是人的一种主观感受，故称作幸福感。

幸福感主要受两个心理因素的影响。

一个是努力争取成功。未经过努力轻易得到某种东西，那不叫成功，你也不会珍惜；只有经过艰苦努力达到某个目标，你才有成就感、幸福感。一个人付出的努力越多，成就越大，幸福感就越强。成功和幸福感成正比，因此成功是分子，可称作"阳"。

譬如说，你通过努力考上了大学，拿到了硕士、博士学位；或者你的职务不断晋升，当了主任、总经理；或者你成了"大款"、大老板；或者你在考试中考了第一，在比赛中得了金牌；或者你成为英雄模范，获得奖金。这都是你的大成功、大成就，会有"大"的快乐和幸福感。即使在平时的休闲娱乐中，你打球、下棋、玩牌赢了，这种小成功、小成就，也会使你有"小"的成就感和幸福感。

既然成功和幸福感成正比，那么为什么某些高官、富豪、学者、明星似乎很成功了，还会痛苦、抑郁，甚至自寻短见呢？原因很简单——还有一个分母能抵消它。和幸福感成反比的分母就是人的欲望，可以称作"阴"，人的欲望越高就越感到不幸福。

人类的需求是多方面的。欲望是填不满的黑洞，一个欲望满足了，人就会产生更高的欲望。《渔夫和金鱼的故事》告诉我们，贪得无厌的人是不会有好下场的。

渔夫的老太婆起初只是想要一只新木盆；有了新木盆，马上要新房子；有了新房子，就要当贵妇人；当了贵妇人，又要当女皇；当上了女皇，又想做海上的女霸王，还要让那条能满足她欲望的金鱼做奴仆。她最后终于失去一切。

在《南怀瑾谈历史与人生》一书中，作者引用明末清初的闲书《解人颐》中的一首白话诗，来描述人无止境的欲望：

> 终日奔波只为饥，方才一饱便思衣。
>
> 衣食两般皆俱足，又想娇容美貌妻。
>
> 娶得美妻生下子，恨无田地少根基。
>
> 买到田园多广阔，出入无船少马骑。
>
> 槽头扣了骡和马，叹无官职被人欺。
>
> 县丞主簿还嫌小，又要朝中挂紫衣。
>
> 作了皇帝求仙术，更想登天跨鹤飞。
>
> 若要世人心里足，除是南柯一梦西。

其中，"作了皇帝求仙术，更想登天跨鹤飞"两句为南先生所加。

可见，我们要增强幸福感，一方面要努力争取成功，扩大分子，增加"阳"，即如果你不断地努力，有所成就，你就会感到幸福快乐。另一方面，你还可以降低欲望，缩小分母，减少"阴"，也就是调整你的目标——胃口别那么大，小富则安，你也会有幸福感。

"一箪食，一瓢饮，在陋巷，人不堪其忧，回也不改其乐。"

以幽默著称的近代作家林语堂对幸福的见解很朴实："什么是幸福？一是睡在自家的床上，二是吃父母做的饭菜，三是听爱人说情话，四是跟孩子做游戏。"

美国哥伦比亚大学著名心理学家霍华德·金森1988年读博士时专门研究幸福感，他发了一万多份调查问卷，经统计分析后，他在博士论文《幸福感取决什么》中得出的结论是：世界上有两种人感觉幸福，一种是社会上的成功人士，因事业有成而产生幸福感；另一种是淡泊名利、宁静致远的平头百姓，因为欲望低，安贫乐道，同样有幸福感。

2009年，他再次给这些调查对象发问卷，发现当年成功人士中有相当一部分人变得不幸福了，因为人不可能永远成功，而那些欲望不高的普通人却一直保持幸福状态。于是，霍华德·金森在《华盛顿邮报》上撰文说："所有靠物质支撑的幸福感，都不能持久，都会随着物质的离去而离去。只有心灵的淡定宁静，继而产生的身心愉悦，才是幸福的真正源泉。"

文章发表后引起极大轰动，人们认为霍华德·金森真正破解了幸福的密码。我看到报道后不禁哑然失笑，研究了二十多年得出的结论，不就是我们中国老百姓人人都知道的"知足者常乐"吗？

"金氏"的幸福理论有一定道理，但问题也很大。我们都降低欲望、满足于现状，个人还能进步吗？社会还能发展吗？人类社会的不断发展，归功于永不满足的欲望。怕走路累，发明汽车，嫌汽车慢，又发明飞机，正是这种永不满足的欲望，推动人类社会不断进步和发展。否则人类就会一直停留在原始的蛮荒时代。

作为中国的心理学者，我对幸福密码的破解是：幸福是永不满足的欲望同不断争取成功的动态平衡。人是要有欲望的，人有了欲望就去努力奋斗，成功了，有成就感，便会感到幸福，但马上又会产生更高的欲望，那就继续努力，取得更大的成功，带来更大的幸福。不过无论如何努力，总有成功不了的时候，这时不妨收起野心，来一句"比上不足，比下有余"，不就又有幸福感了吗？

让欲望同成功保持平衡状态，我们就能成为一个永远幸福的人。这就是说，为了增强幸福感，首先要有欲望，努力争取成功，积极向上，增大分子；当成功无望时，则要降低欲望，减小分母，保持理性平和的心态。

国际调查数据表明，在二十世纪八十年代末，中国国民幸福指数（GNH，Gross National Happiness）只有64%，1991年提升到73%，1996年，虽然我国经济还在继续发展，但国民幸福指数下跌到68%。这说明国民幸福指数并不随着物质生活的改善而不断提高，生活好了，心态却可能变坏。

几年前我在网上看到的一首顺口溜，形象地描述了当代人的各种矛盾和纠结：

生活越来越好，幸福越来越少；

收入越来越高，存款越来越少；

交际越来越多，友情越来越少；

娱乐越来越多，快乐越来越少；

消遣越来越多，放松越来越少；

消费越来越高，满意越来越少；

房子越住越宽，心胸越来越小；

学习越来越多，收获越来越少；

究竟什么原因，似乎心态坏了！

过去，我们肚子饿，因此感到不幸福，这很好理解；现在，我们吃饱了，生活也越来越好，为什么幸福感却越来越少呢？我分析有以下几个原因。一是社会变化太快，人们无法适应。不但新东西层出不穷，而且人们的生活和工作节奏也在加快，如果适应不良，就会被社会淘汰。二是人际竞争激烈，压力太大。职场、商场犹如战场，无论是职务还是职称，都需要竞争，人们难免会遭到挫折和失败。三是面临太多选择，心浮气躁。社会环境变得越来越宽容，给了我们更多选择的自由。有选择就会有冲突，就像存在主义大师萨特所说的："上帝不在了，人们就陷入了焦虑。"四是人们的欲望水涨船高，容易盲目攀比。过去，大家都饿着肚子，便不觉得自己不幸；现在，大家都吃饱了，看见别人吃的比自己好，便产生了"羡慕嫉妒恨"的烦恼。

2. 双向比较很重要

争取成功、积极向上的问题应对和降低欲望、理性平和的情绪应对，看起来相互矛盾，是个悖论，但运用阴阳辩证理论，却可以将二者统一起来。

"谋事在人，成事在天。"成功与否不是个人完全可以把控的，但对自己的欲望，个人却是可以自己说了算的。

欲望主要受参照系的影响，因此我们要学会比较，既要往上比，又要往下比。比上不足，便会积极进取；比下有余，便会知足常乐。通过双向比较，我们就将两种应对统一起来了。

这就是说，欲望同你和谁比有关系。你老跟成就比你大的人比，你就老不快乐；但如果你跟不如自己的人比，你马上就很开心了。

我们经常讲，"知足者常乐"。有的人钱不多，学历、地位也不高，但是活得挺开心，一天到晚连哼带唱，高高兴兴的，一瓶啤酒，一盘花生米，就很满足了。因为他没有那么高的欲望，所以他照样有幸福感。

改革开放以来，从城市到农村，从官员到百姓，生活水平有大幅度提高，为什么焦虑、抑郁等心理疾病患者越来越多，为什么不满和骂街的人也比过去多了呢？原因有二：一是根据马斯洛的需要层次理论，人的温饱问题解决后，需要层次提高，必定会产生心理问题；二是社会上有人先富，有人后富，有人大富，有人小富，不患寡而患不均，必定会引起心理上的不平衡。总往上比的人注定是不幸的人，总往下比又往往被认为"没出息"，因此我们必须学会比较：既要往上比，又要往下比；既要与他人横向比较，又要与自己纵向比较。往上比，"天外有天"，要永不止步；往下比，看看不如自己的人，或回忆一下最艰苦的年代，则知足常乐。

这就给管理者一种启发，要想提高人们的幸福感，让人们更快乐、更满足，可以从两个渠道入手。

一个是努力搞好生产，发展经济，增加广大群众的收入，提高生活水平，这样人们就会感到幸福快乐。但是光这一手是不够的，很可能经济发展了，人们的收入也提高了，但是有人照样不满意，"端起碗来吃肉，放下筷子骂娘"，这也是有可能的，因为他和别人比还是觉得不平衡。

我是一个心理学专业杂志的副主编，前几年审过一篇论文，因为是盲审，所以不知道这是谁做的研究。我觉得这个研究很有意思，紧密结合当代现实。作者在我国西部一个贫困落后地区调查了党政公务人员、文教卫生人员、城里打工人员和乡下农民的主观幸福感，得到一个出乎意料的结果。按照作者原来设想，应该是党政公务人员感到最幸福、最快乐，文教卫生人员也应该感觉不错，结果不是这样的。调查发现，这几类人员里边最满意、最有幸福感的是在本地城里打工的农民。这就奇怪了，为什么他们会感到幸福呢？因为他们和村里那些没出来的农民做比较，自己赚了钱，盖了新房，买了拖拉机，骑着摩托车回家很风光，花钱比别人大方，于是特有成就感、满足感。

所以另一个渠道就是在发展经济的同时，还应该引导人们（包括学生、员工、农民、市民），欲望要适可而止，不妨改变一下参照系，学会正确比较，不要总往上比。

　　你看，二十世纪五十年代、六十年代、七十年代，我们虽然很穷，但老百姓通过忆苦思甜，与旧社会一对比，就觉得挺满意了。现在呢，我们也不妨回忆回忆改革开放之前的日子：那时候什么都要票，一家人只能吃那么几两肉，还得排大队，粮食也不够吃，布票也只有几尺。你看现在，改革开放之后多好啊！彩电、冰箱，在过去谁见过啊！人手一部手机，许多家庭还有了汽车，真的太幸福了！我自己就经常这样比。

　　你看这样一比，我就觉得特别满意，因而非常有幸福感，每天都快快乐乐地生活，兴致勃勃地工作，退休后仍继续发挥余热。

　　我靠自己不断努力，从一个家庭出身不好、受人歧视的乡下孩子，成为一名大学教授、博士生导师、北京市优秀教师，作为有突出贡献的专家学者享受国务院颁发的政府特殊津贴，这是自强不息、不断上进的结果，但总有进步很慢或止步不前的时候。

　　譬如我出国归来后即由讲师晋升为副教授，与其他几位年龄更大的老师相比，我的进步算是比较快的。但我教过的学生，博士一毕业，很快就被破格晋升为教授，比我先招硕士生、博士生，并成为我的院长、校长，还有的学生当了干部或者成了大老板，他们的收入都比我高，我心里难免会有一点儿不平衡，产生"长江后浪推前浪，我被拍在沙滩上"的感觉。

　　可再一想，青出于蓝胜于蓝，一代更比一代强，学生超过老师是很正常的。唐代韩愈的名篇《师说》有言："弟子不必不如师，师不必贤于弟子。"如果学生都超不过你，说明你不是个好老师，早该"下课"了！

比不过学生没关系，可以和小时候的伙伴、以前的同学比，这样一想，好像还没有谁比我更强，我自己这辈子混得不错了，该知足了，这样一想就坦然多了。

反过来，不妨以学生为荣，这样不但自己有成就感，还可以在某些喜欢摆谱炫富的人面前说一句"我的学生比你阔多了"，从而得胜回营。

但一个人不能老总是往下比，总往下比，就不努力、不进步了。所以还不要忘了往上比，要看到自己的不足，要不断积极进取。只有不断往上比，不断解决问题，又随时往下比，随时调整情绪，保持阳光心态，做好两种应对，做到阴阳平衡，才是一个心理健康、适应良好的人。

古人云：德比于上，欲比于下。德比于上，则知荣明耻；欲比于下，则知足常乐。

知足常乐并不是安于现状、得过且过，而是要不断学习、与时俱进。新东西层出不穷，高科技日新月异，不学习就落伍，就要被"OUT"！我50岁学电脑，60岁考驾照，70多岁还可以带着老伴自驾游。我现在的课件都是自己做的，与那些连电脑都不会用的同龄人相比，我感到十分满足，很有幸福感。

不过我们毕竟老了，再争也争不过年轻人了，所以我就知足常乐、与世无争了。但年轻人必须争强好胜、积极进取，不能做满足现状、得过且过的"庸人"，更不能"躺平"。

一位升迁无望，时常发点儿怨气和牢骚的朋友，私下让我谈谈对随遇而安的看法。我对他说："你不甘落后、积极进取是对的，但不要在升迁上动更多脑筋。职位设置是个金字塔，机会越来越少，你总有止步的时候，并非努力就一定能达到目的。我们在努力向上不断进取的同时，要面对现实接受失败。成功了不骄傲自满，失败了既不气馁、自甘暴弃，又能以知足者常乐的心态坦然面对。"

古人有言，"穷则独善其身，达则兼济天下""居庙堂之高则忧其民，处江湖之远则忧其君"。总之一句话：应该安中有不安，不安中有安；满足中有不满足，不满足中有满足。这就是阴阳平衡的辩证关系。

三、凡事有度

古代医书《黄帝内经》告诉我们，一切身体疾病和心理疾病都是由阴阳失去平衡导致的。无论"阴盛阳衰"还是"阳盛阴衰"，无论"太阴"还是"太阳"，都是麻烦制造者，必须以阳克阴，以阴克阳，削其有余，增其不足，虚者补之，实者泻之，从而达到阴阳平和的最佳状态。

1. 失度危害大

阴阳平衡并非指在数量或比例上的相等。黄金分割不也是一种美吗？中庸之道或阴阳平衡强调的是做事有度，不可走极端。

至圣先师孔子有言："过犹不及。"孔老夫子"七十而从心所欲，不逾矩"中的"矩"，既可以理解成规矩，也可以理解成分寸。孔子把做人有分寸、做事有尺度的中庸之道看作道德的最高境界。

古往今来，做人做事都离不开"分寸"二字。分寸就是尺度，人生中最难做到的就是做事有度。

古希腊大学者亚里士多德说过："运动太多和太少，同样损伤体力；饮食过多与过少，同样损害健康；唯有适度可以产生、增进、保持体力和健康。"

人生有度，过则为灾。真理向前跨越一步，便成为谬误。无论做任何事，都要适度。

愚公移山有问题应对过度、阳气过盛的嫌疑，而阿Q的精神胜利法，则是情绪应对过度、阴气过盛的典型。

人与人相处，一定要把握度。正如周国平先生所言："分寸感是成熟的爱的标志，人际交往懂得遵守人与人之间必要的距离。"离得太远，关系就冷淡了；靠得太近，恩恩怨怨就来了。常言道，"距离产生美"，亲密无间未必是好事。夫妻之间、亲子之间、兄弟之间、姐妹之间、朋友之间、同事之间，均应相互留有空间，保持一定界限。"亲兄弟明算账""君子之交淡如水"，亲密过度，难免因摩擦、磕碰而反目成仇。

一些人之所以成功，除了靠聪明和勤奋，还因他们做事恰如其分，不走极端，能够把握分寸。

根据中庸之道，喜、怒、哀、乐这些情感，在没有被表现出来的时候叫作"中"，表现出来且符合节度叫作"和"。中和或中庸，乃是人生的大智慧。

在心理咨询门诊，我经常会遇到阴阳失衡、不能正确表达情绪、不能将问题应对和情绪应对统一起来的个案。

一位大学生从小刻苦学习，考上了名牌大学。但面对如林才子，他并无优势，于是更加努力，终因用功过度，患上了神经衰弱症，严重失眠，痛苦不堪，于是向我求助。我建议他多运动，多出去玩，多参加娱乐活动。他说那多浪费时间啊！这位学生不懂得刻苦有度、劳逸结合的重要性。

有个年轻人到我这来咨询，说经常有朋友借钱不还，让他非常苦恼。我说："你可以不借或找对方要啊！"他说："那人家不就骂我太小气了吗？"我提醒这个年轻人慷慨大方应有底线，心地善良要有分寸感，否则就会成为救狼的东郭和救蛇的农夫，好心不得好报，甚至可能助纣为虐。对别人的不合理要求可以果断说"不"。俗话说："人善被人欺，马善被人骑。"无底线的大方，会让小人得寸进尺；无尺度的善良，会让恶人肆无忌惮。善良也要带点儿锋芒。

有些青少年整天喊着要自由，但他们又不讲规矩，不守纪律，自我中心，为所欲为。人们一定要懂得，世界上没有绝对的自由！自由不能冲破法律底线，你的自由不能妨碍别人的自由！英国哲学家穆勒说得好："约束是自由之母。个人的自由必须以不侵犯他人的自由为前提。"

在现实生活中，常常有人因说话太真、太直而引火烧身或失去朋友。真诚待人、说话直接并没有错，但必须把握分寸，以不伤害自己和对方为前提。

曾国藩的成功秘诀是"内方外圆"，即内心有操守，对外很圆润。

凡事都应有度。受到伤害时，自我保护、正当防卫是可行的，但防卫过当，则为法律所不容。

在非典型肺炎和新型冠状病毒肺炎疫情面前，注意自我保护十分必要，但有人在空旷无人的户外跑步时，甚至在自己房间中睡觉时也不摘口罩，就难免有防护过当之嫌。

做事认真、追求完美，皆为优良品质，倘若过度，走到极端，便成为强迫症患者的行为特征。

为人要不卑不亢，太"卑"显得懦弱，太"亢"会盛气凌人。老实忠厚是美德，一旦过度，老实便是无用的别名。

总之，无论做事还是为人，均要牢记适度有益、过犹不及的道理。

北京大学附属中学前校长赵钰琳先生，几年前在微信的"每日心语"中，描述了心理失衡、过度成谬的多种表现及后果：

人生有度，误在失度，坏在过度，好在适度。虚心过头就成为虚伪；自信过头就成为傲慢；原则过头就成为僵化；开放过头就成为放纵；威严过头就成为架子；谦逊过头就成为懦弱；随和过头就成为盲从；胆量过头就成为张狂；精明过头就成为自私；直率过头就成为草率。凡事当有度，做人应知足。人生当有度，过极成荒谬。

南京师范大学教育科学学院吴康宁教授最近在《换个角度看问题》一文中也说：

> 凡事有度，过度必输。规限过度，活力全无；自由过度，乱成一团。民主过度，议而不决；集中过度，死水一潭。合作过度，影响独立；竞争过度，丛林冲突。劳累过度，生命难负；闲散过度，心生毒素。

南北两位学者所见略同，都把凡事有度看作人生的重要哲理。

2. 如何把握度

老子在《道德经》中说："重为轻根，静为躁君。"这句话告诉我们，稳重是轻率的控制者；静定是躁动的控制者。只有学会控制，方能做事有度。

《礼记》有言："知止而后有定，定而后能静，静而后能安，安而后能虑，虑而后能得。"这里强调的也是做事有度、适可而止的重要性。

中国近代思想家、政治家梁启超评价清末重臣曾国藩："文正深守知止知足之戒，常以急流勇退为心。"赞扬文正公做事进退有度，既能抓住机遇乘势而上，又能适可而止急流勇退。

毛泽东同志讲得更明确："为了进攻而防御，为了前进而后退，为了向正面而向侧面，为了走直路而走弯路，是许多事物在发展过程中所不可避免的现象……"（《中国革命的战略问题》）

在一次讨论课上，有学生说："老师！做事有度实在太难了！譬如，我们受的教育是百折不挠，不怕万难，坚持到底，永不言败，可您又让我们适可而止，该放弃就放弃。那我考研究生或公务员，要考几次才可以放弃呀？我追一个女孩，要追几年才放手啊？"

他提了一个既现实又很有深度的问题。度，确实很难把握。林语堂说："明智的放弃，胜过盲目的执着。"但无论考大学、考研究生、考公务员，还是追女孩，何时该放弃，没有固定答案，要因人因事因情况而定。有的人可能连考几年，有的人可能一两次就放弃，这里没有对错之分。

俞敏洪和马云都是三次高考，最终取得成功；范进在五十多岁中了举；但也有人考了二十多次，依然名落孙山，穷困潦倒一生。到底该坚持还是放弃？实在是个两难问题。

遗憾的是，我们的家庭教育和学校教育所教的都是非黑即白的绝对真理，孩子从小到大没有学过如何处理这种两难问题。

《三字经》中夸赞"融四岁，能让梨"，难道我们不管什么情况都要谦让吗？有时不是也要针锋相对、寸土必争吗？

歌里唱的是"该出手时就出手"，但到底何时该出手、何时不该出手，何时应打、何时应逃，却没有人告诉过我们。

一些书呆子到了社会上处处碰壁，无所适从，其原因就在这里。有位工作多年的博士甚至到我这咨询，与女朋友交往何时送花、何时见父母、被拒绝了该怎么办这样幼稚的问题。

这种决策能力仅靠言传和书本都是教不会的，必须靠个人在生活中感悟，在实践中体验，才能真正掌握，知道何时要继续努力，何时该放弃；何时该争抢，何时该谦让；何时该出手，何时该逃避。

解决上述问题，首先应从家庭教育入手。父母对子女不要过度保护、过多干预，更不要一切包办代替，而应创造宽松和谐的家庭氛围，减少外控，培养内控，给孩子更多的自由，让孩子从小学会自我管理，学会与人交往，学会自己做决策，自己解决生活中的各种难题。

孩子之间发生矛盾，许多家长往往亲自出面干预，唯恐自己的孩子吃亏，这就剥夺了孩子学习处理人际冲突的机会。

我当年在美国访学时，一个周末，我与房东外出游玩，房东五岁的小女儿自己穿衣服，左脚穿了一只红袜子，右脚穿了一只绿袜子，我笑她穿错了，她不理睬，我又提醒她妈妈，她妈妈回答说："随她便！"我心里暗想，这位妈妈和孩子都有毛病。可那一天女孩在公园草地上蹦蹦跳跳，翻跟头打滚，玩得很开心，没有任何熟人或陌生人说她穿错了。这件事引起了我的反思：一只脚穿红袜子，一只脚穿绿袜子，既不违反交通规则，更不违反法律，我为什么要指责女孩错了呢？不是别人有病，是我自己有病，有好为人师、多管闲事、强加于人多种病！

我在一次家庭教育讲座上讲了这个案例，一位女学员不同意我的观点，她说："小孩子不懂事，家长要告诉她对称才是美。"我回答说："对称美是你的审美观，有时不对称也是一种美。如果你家里所有装饰或摆设都是左边一个、右边一个，可能会被人说成太俗气、没文化。"

著名作家杨绛的父亲曾说："教育孩子独立，胜过当第一。"独立性强的孩子，解决问题的能力一定强。独立的大忌，是对孩子的过度保护、过多干预。

教育学者尹建莉在《好妈妈胜过好老师2：自由的孩子最自觉》一书中说："真正的自由不是放任，而是给孩子选择权、尝试权和犯错权，使孩子获得成长必需的生活经验。"

我们提倡中小学心理健康课不是单纯讲授心理学知识，而是要以活动为主，道理即在于此。只有让学生在活动中感受，在体验中学习，才能使他们把知识内化成自己的东西，他们的心理才能真正成长。

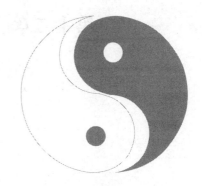

实操篇

阴阳辩证疗法实施起来并不难，在讲解具体操作
程序和实施要领之前，首先要介绍的是如何将抽象的
阴阳辩证理论转化为可操作的实用技术和工具。

第十二章　操作技术和工具

为了将阴阳辩证理论通俗化，方便大家记忆理解并易于操作，我从"阴阳四论"（全面论、相对论、发展论、平衡论）中引申出阴阳四问、四答和两种心理，并将两种心理与阴阳四论合并概括为六句箴言，同时用古今中外的名言警句加以补充，再用一篇改编的《伊索寓言》来做形象说明，使来访者一听就懂，并通过正向叙说在生活中加以应用。

一、阴阳四问

无论个别疏导还是团体疏导，都可以用下面的阴阳四问引导来访者深入思考，改变认知。

1. 对自己不满

全面看，我的优点和优势是什么？

相对看，我的缺点有无可取之处？

发展看，我的劣势如何改变？

平衡看，自己的想法是否极端？

2. 对他人不满

全面看，他有无优点及对我的恩惠？

相对看，他的缺点有无可爱之处？

发展看，他以后是否可能改变？

平衡看，我对他的想法是否极端？

3. 对事情不满

全面看，事情是否有好的方面？

相对看，塞翁失马，焉知非福？

发展看，今后是否会有转机？

平衡看，这些想法是否极端？

二、正向叙说

在阴阳四问的基础上，先接纳自己的问题或不满情绪，再通过辩证思考的方式，用四种正向叙说的句式回答四问，从而走出误区，使内心平和。

1. 对自己不满

1）列出对自己不满意的方面。例如：长得不漂亮、胆子小、不如别人多才多艺、做事过于认真等。

2）先承认自己的不足，然后换个角度思考一下不满意的方面，看看这些方面有没有曾经给自己带来过好处，或是否能改变，思索后用类似下面的句子对阴阳四问做出回答：

我虽然长得不漂亮，但我学习很好。

我胆子是有点小，但我做事很谨慎。

我是不如别人多才多艺，但我可以培养。

我做事认真是对的，但不能事事认真。

2. 对他人不满

1）列出对他人不满意的方面。例如：学习不太好、有点儿小气、家里贫穷、犯了错误等。

2）先认可这些，再换个角度思考一下不满意的方面，提出阴阳四问，然后用类似下面的句子对四问做出回答：

他虽然学习不太好，但他身体很棒。

他是有点儿小气，但他很节俭。

他家里确实贫穷，但他可以通过奋斗改变。

他虽然犯了错误，但他整体上不坏。

3. 对事情不满

1）列出不满意的事情。例如：丢了钱包、交通拥堵、在车祸中受了伤等。

2）先接受事实，再换个角度思考一下不满意的事情，提出阴阳四问，然后用类似下面的句子对四问做出回答：

虽然丢了钱包，但身份证和银行卡没丢。

交通拥堵是暂时的，很快就会畅行无阻。

虽然在车祸中受了伤，万幸的是没有生命危险。

按上述格式，句子列出的越多越好。每当来访者的看法或叙说符合阴阳理论时，咨询师就要立即给予鼓励或赞赏，及时强化其正向思维。

后现代建构主义哲学认为，知识和真理都是人类用语言建构出来的。叙事疗法认为，一些心理疾病是患者通过负向语言的反复叙说导致的，因此可以通过积极语言的正向叙说，改变原有建构，从而消除心理疾病。从这个意义上看，我们也可以将阴阳辩证疗法称作中国的叙事疗法。

三、两种心理

在精神分析学派的理论中，有一种心理防御机制，叫作理由化（或合理化），就是为自己的挫折或失败找一客观理由，借以自我安慰。

我在心理咨询和治疗工作中，将理由化最常用的"酸葡萄"与"甜柠檬"两种心理，整合到了阴阳辩证疗法中。

1. "酸葡萄"心理

《伊索寓言》中那只吃不到葡萄说葡萄酸的狐狸，一直被作为反面人物，用于讽刺那些失败后不求进取而自得其乐的人。但在精神分析理论中，却将这种酸葡萄心理看作一种既不积极也不消极的中性心理防御机制。

实际上，葡萄是一分为二的，既有甜的也有酸的。在无法吃到时，若假定葡萄是甜的，人在心理上就会因失衡而感到痛苦，若假定葡萄是酸的，人的内心就会安然。

一个小伙子被女友甩了，对周围的人说，那个女孩好吃懒做、水性杨花，是自己把她抛弃了！有人嘲笑他"酸葡萄"，我却觉得他很会做心理调节，比那些上吊、跳楼或向对方动刀子、泼硫酸的失恋者，高明何止一百倍！

当然，他也可以继续追那个女孩，或积极上进、努力完善自己，将对方吸引过来。若仍不成功，用一用"酸葡萄"法又有何妨？不过，若他的心理更健康一点儿，也可与对方友好地说一声"再见"，而不必通过贬低对方来取得内心平衡。

在一次课堂上，一位同学说："老师，您在开始时讲辩证法，可是我听着听着，怎么感觉到了一点儿阿Q的味道，难道鲁迅尖锐讽刺、严厉批判过的精神胜利法也值得推崇吗？"

我是这样回答的："你的问题也很尖锐啊！我身上岂止有点儿阿Q的味道，有时简直就是阿Q第二，我在QQ上用的网名就是'老Q'。"

有一次，我对一个自称成功人士，经常在我面前"摆谱显阔"的小老板说："你一年赚几十万算什么，我一个学生在外企工作，年薪四十万美金，我的学生比你阔多了！"阿Q比不过人家就搬出自己的祖宗，可惜我的祖宗也不阔，就只好拿学生来自我安慰了。你看这不是一个活脱脱的现代阿Q吗？

其实人有时候来点儿阿Q的精神胜利法也无不可，在充满竞争、压力如山大的世界上，如果没有一点儿阿Q精神就很难生存。

当然，如果你时时、处处、事事"阿Q"，老是"小子打老子""我的祖宗比你阔多了"，那叫不求上进，叫"没出息"！但偶尔来一下，做为缓解情绪的权宜之计，用用也无妨。好比一个人发高烧，当务之急是退热，而不是花大量时间去查找病因或做其他治疗。

毛泽东同志对帝国主义都能一分为二地看，说帝国主义既是"纸老虎""豆腐老虎"，又是"真老虎""铁老虎"。我们对阿Q精神当然也应一分为二地看，阿Q很少失眠，这不是他的可取之处吗？

学生们对我的回答很满意，课堂上响起热烈的掌声。

2. "甜柠檬"心理

经过努力还得不到某种东西，就说它不好，这是"酸葡萄"心理。"甜柠檬"心理是从酸葡萄心理中引申出来的，就是如果自己所拥有的东西，摆脱不掉，便说它是好的。

极力摆脱不好的东西是问题应对，千方百计也摆脱不掉就只能接受，为此说它好，就是情绪应对。柠檬是酸的，可我自己的柠檬无法改变，不妨说它是甜的，这样心里就会好受一点。

我个子矮，改变不了怎么办？"个子矮的人聪明"，个子矮的人灵活，个子矮省布票，即使是大人物，也有个子矮的。拿破仑、普京、马拉多纳个子都不高！这么一想，就可以心安理得了，不但不烦恼，还活得挺开心！你整天烦，有用吗？别人更看不上你了！所以你看，这种自我安慰，是不是也是阴阳辩证思想的具体应用啊！

"丑妻家中宝"是典型的甜柠檬心理，这是中国农民的智慧。年轻人对此可能不大理解，

总认为媳妇越漂亮越好。倘若做个大样本调查，你就明白了。"丑媳妇"大多不怕苦、不怕累、不怕脏，是干活儿的好手。最主要的是"安全"，无论你是在外当兵、打工，还是出国学习、工作，几年不在家，媳妇"丢不了"！"忠心耿耿"地为你带孩子、伺候公婆，这还不是宝吗？艳丽的花更易"招蜂引蝶"，漂亮媳妇则难免受到各种诱惑，丈夫岂不容易缺乏安全感！

在"中国大连高级经理学院"的课堂上，一位大型国企老总插话："受到美女诱惑，是不是只要想想'丑妻家中宝'，水性杨花不可靠，就会站稳立场，风吹浪打不动摇？"

我回答说："太对了！说明你在培训班上有收获，学费没白交！"

一位领导接上来说："以后仕途不顺，再不会为'老陈

科''老陈处'苦恼，更不会发牢骚了。想想'位高压力大，无官一身轻'，心里不就平衡了！我马上面临退休，本来担心车水马龙变为门可罗雀，现在释然了。退休后我就没有工作压力了，更不用面对诱惑了，可以安度晚年、享受天伦之乐了！或在家中含饴弄孙，或陪太太周游世界、玩儿遍祖国大好河山，岂不快哉！"

我补充道："但您在退休前还是要当好官、当清官，要有所作为，站好最后一班岗，不能当一天和尚撞一天钟！"

上面两位活学活用，既用到"酸葡萄"，又用到"甜柠檬"，把两种心理结合得天衣无缝。

人本心理学家马斯洛认为，心理健康即了解并接纳现实；泰勒（Taylor）认为，心理健康即正面错觉。而我认为，对现实的积极关注和正向叙说才是心理健康的必要条件。

说葡萄"酸"未必是错觉，因为它可能真的很酸；只要自己感觉好，说柠檬"甜"又有何妨。

这两种心理，看似消极的自我安慰，实际并非自欺欺人的精神胜利法，而是语言的积极建构，和叙事疗法有异曲同工之妙，运用得当不失为一种接受现实、取得内心平衡，避免精神崩溃的有效方法。

当然，和精神胜利法一样，对这两种心理也要一分为二地看，如果一个人面对挫折或困难，不做任何努力，老是"酸葡萄""甜柠檬"，那就真成了不可救药的阿Q了。

在一次为年轻人举办的心理疏导工作坊上，我刚讲完自己是如何摆脱失恋烦恼的，一个小伙子插话说："郑教授，我的问题可能有点儿失礼，我觉得您就有点儿像吃不到葡萄说葡萄酸的狐狸，这种'酸葡萄'心理不是一种消极的人生哲学吗？"

我回答说："你的问题不但不失礼，反而是个好问题，能促进我们讨论得更深入。还有比你说得更尖刻、更难听的呢！你只不过说我像只狐狸，有人骂我像头猪。"

接下来我讲了我是如何被骂的。

多年前，我到北京大学讲课，也讲情绪调节，讲着讲着就不断地有纸条被递上来，不但说我是阿Q和狐狸，还有人写道："请问郑先生，您是愿意做一个痛苦的智者，还是愿意做一头快乐的猪？"我刚念完，台下一片哗然，流露出对写条者的不满，认为对老师太不礼貌了。我笑了笑说："大家别介意，我喜欢这种有挑战性的问题，时间不多了，别的问题可以不回答，这个问题一定要回答！"

首先，我这个人不够聪明，当年没考上北大，算不上智者；而且我非但不痛苦，还很乐观，所以前半句话不符合我。这位同学能引用古希腊哲学家苏格拉底的名言，提出这么深刻的问题，应该智商很高，是个大大的智者；而且估计他也很痛苦，因为在他心中智者是和痛苦连在一起的。

下面再来看后半句话，我确实很快乐，但我不是猪。因为猪吃饱了睡，睡醒了吃；我也睡醒了吃，但我吃饱了要工作，要讲课。我相信你不会在这里听一头猪"哼哼"一个晚上，可见我不是猪。现在我要反问这位同学："汝非猪，焉知猪之快乐？你又不是猪，你怎么知道猪很快乐呢？猪平时快乐不快乐我不知道，但它在被宰杀的时候，肯定是痛苦地嚎叫，而不是快乐地傻笑。"

讲到这里，台下哄堂大笑，并且响起了掌声，这就是平等讨论的效果。

那一年，我小儿子正在北京大学读本科，事前他好心劝我："千万不要去北大搞讲座。"我问为什么，他说："我们北大同学'刁'着呢！社会名流去讲话，台下都经常起哄，提一些刁钻问题，弄得台上台下的人都很尴尬。"我说："已经答应你们学生会了，不去不合适，你若担心我出丑下不来台，你就别到场了。"那天他还是去听了，回来对我说："真替你捏把汗，还行！没被轰下台。"

紧接着清华大学的学生社团，也连续请我做了几场讲座，反响也都不错。

四、六句箴言

将一分为二、合二而一的哲学观点与无条件积极关注的人本思想结合，我把阴阳四论概括为方便记忆并具有可操作性的四句口诀：全面论的口诀是"这方面不好那方面好"，相对论的口诀是"不好中有好"，发展论的口诀是"现在不好将来好"，平衡论的口诀是"凡事有度才算好"。

通常，我还用经过努力还得不到的东西就说它不好的"酸葡萄"心理，自己所拥有的东西摆脱不掉就说它好的"甜柠檬"心理，来对上述"四论"加以补充。

将阴阳四论和两种心理组合起来，便构成阴阳辩证疗法精髓的六句箴言：

> 不好中有好。
>
> 这方面不好那方面好。
>
> 现在不好将来好。
>
> 凡事有度才算好。
>
> 争取不到的就说它不好。
>
> 摆脱不掉的就说它好。

古希腊哲学家苏格拉底有句名言："真正带给我们快乐的是智慧，而不是知识。"

何谓智慧？智慧就是辩证的世界观和方法论！这六句箴言就是我以几十年人生经验悟出的人生智慧，对调整心态屡试不爽，非常管用。

有一次，在讨论时，一位学生说："现在不好将来好"的发展论和"凡事有度才算好"的平衡论都好理解，但"不好中有好"的相对论和"这方面不好那方面好"的全面论就很难分清了，我觉得这两句话意思差不多！

我指着太极图回答说："全面论是既看到这一半黑，又看到那一半白，是从其他方面找到好；片面性是只看一面，或者只看黑，或者只看白。相对论是从白里看到黑，黑里看到白，从不好本身中发现好，当然也可从好中发现不好；绝对化是或者一团漆黑，或者一片光明，好就绝对好，坏就绝对坏。"

"我很丑，但我很温柔"，这是全面论；"温柔难免软弱，刚烈容易折断"就是相对论了；"柔中有刚，刚柔相济"则是中庸之道的平衡论。

通常，我在给人做心理疏导时，首先要求来访者联系实际，分析解读个人经历和生活事件，并注意观察周边的人和事，或从报纸、杂志、电视、网络等媒体上搜集资料，验证太极阴阳理论和六句箴言。

当来访者真正理解了阴阳理论，相信并熟记了六句箴言后，我再引导他随时随地结合日常生活反复练习，逐步学会辩证的思维方式，养成辩证的思维习惯。进而让来访者自觉主动运用所学方法帮助周边人摆脱心理困扰，不但使自己掌握得更牢靠，还能增加个人成就感和幸福感。

每当来访者的看法符合阴阳四论时，便给予鼓励赞赏，及时强化其正向思维。

五、名言警句

我在讲课或给人做心理疏导时，为了让学员和来访者加深对阴阳辩证疏导理论与方法的理解，经常会引用一些古今中外的名人名言，启发鼓励来访者。例如：

人生是由一串无数大大小小的烦恼组成的念珠，乐观的人总是笑着捻完这串念珠的。——法国作家大仲马

世界上的事情永远不是绝对的，结果完全因人而异。苦难对于天才是一块垫脚石，对于能干的人是笔财富，对于弱者是一个万丈深渊。——法国作家巴尔扎克

生活不可能像你想象得那么好，但也不会像你想象得那么糟。——法国作家莫泊桑

奇迹多是在厄运中出现的。——英国哲学家培根

我们很少想到自己拥有什么，却总是想着自己还缺少什么。不要感慨你失去或尚未得到的事物，而应该珍惜你已经拥有的一切。——德国哲学家叔本华

我一直在埋怨没有一双好鞋，直到有一天我看到一个人没有脚。——英国诗人拜伦

如果你手上扎了一根刺，那你应该高兴才对，幸亏没扎在眼里。——俄国作家契诃夫

一切的和谐与平衡，健康与健美，成功与幸福，都是由乐观与希望的向上心理产生与造成的。——美国首任总统乔治·华盛顿

一扇幸福之门对你关闭的同时，另一扇幸福之门却在你面前洞开了。——美国盲聋女作家海伦·凯勒

你不能选择遭遇什么，但你可以选择如何看待它。——

法国哲学家萨特

　　我的手指还能活动，我的大脑还能思考；我有我终生追求的理想，我有我爱和爱我的亲人和朋友。——英国物理学家霍金

　　人生在世，难免经历种种苦难。经历得愈多，你就愈有智慧，心灵愈成熟。——美国催眠大师罗斯

　　悲观的人常常认为造成挫折或失败的原因是永久的、普遍的，而且全是自己的错。相反，乐观的人具有坚韧性，他们把自己所面临的挫折看成是特定的、暂时性的，是别人行为的结果。——美国积极心理学家塞利格曼

　　如果断了一条腿，你就应该感谢上帝不曾折断你两条腿；如果断了两条腿，你就应该感谢上帝不曾折断你的脖子；如果断了脖子，那也就没什么好担忧的了。——犹太民间谚语

　　上面引用的都是西方的，中国的名言警句也不少，而且更加言简意赅：

　　君子中庸，小人反中庸。——孔子

　　天将降大任于是人也，必先苦其心志，劳其筋骨，饿其体肤……——孟子

　　彼亦一是非，此亦一是非。——庄子

　　水至清则无鱼，人至察则无徒。——班固

善游者溺，善骑者堕。——刘安

用人如器，各取所长。——司马光

兼听则明，偏信则暗。——王符

大勇若怯，大智若愚。——苏东坡

人无癖不可与交，以其无深情也；人无疵不可与交，以其无真气也。——张岱

假作真时真亦假，无为有处有还无。——曹雪芹

荣宠旁边辱等待，不必扬扬；困穷背后福跟随，何须戚戚。——洪应明

人恶人怕天不怕，人善人欺天不欺。——《增广贤文》

勿以小恶弃人大美，勿以小怨忘人大恩。——曾国藩

能受天磨真硬汉，不遭人忌是庸才。——谚语

坏事也可以转变成为好事。——毛泽东

我们的同志在困难的时候，要看到成绩，要看到光明，要看到希望，要提高我们的勇气。——毛泽东

片面的人生观无法得到幸福。——傅雷

知足知不足，有为有弗为。——冰心祖父的家训

一时吃亏，一世富贵。——星云

当你摔倒时看看有无东西可捡。——李敖

最后一句很有趣！李敖说，这是他的好友、原台湾新竹市长的老父亲说的。你看这位老先生多懂辩证法。摔个跟头说不定会捡个金元宝，捡个金戒指也挺好啊！

六、寓言新编

我在心理疏导和咨询工作中，经常用《伊索寓言》里狐狸与葡萄的故事来启发求助者正确应对压力。

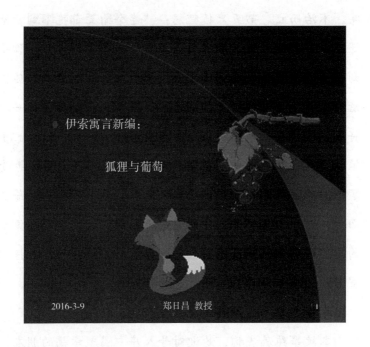

下面是我改编的狐狸与葡萄的故事：

盛夏酷暑，一群口干舌燥的狐狸来到葡萄架下。一串串晶莹剔透的葡萄挂满枝头，狐狸们馋得口水直流。葡萄架很高，一只狐狸跳了几下够不着，从附近找来一个梯子，爬上去摘下葡萄，满载而归。又过来一只狐狸，跳了多次仍吃不到，找遍四周，没有任何工具可以利用，笑了笑说："这里的葡萄一定特别酸！"于是，咽下口水心安理得地走了。第三只狐狸高喊着"下定决心，不怕万难，吃不到葡萄死不瞑目"的口号，从早到晚一次又一次跳个没完，累死在葡萄架下。第四只狐狸因为吃不到葡萄整天闷闷不乐，抑郁成疾，不治而亡。第五只狐狸想："连个葡萄都吃不到，活着还有什么意义呀！"于是找个树藤上吊了。第六只狐狸吃不到葡萄便破口大骂，被路人一棒子了却性命。第七只狐狸抱着"我得不到的东西绝不让别人得到"的阴暗心理，一把火将葡萄园烧了，遭到众狐狸的共同围剿。第八只狐狸"羡慕嫉妒恨"，想从第一只狐狸那里偷、骗、抢些葡萄，也受到了严厉惩罚。第九只狐狸因为吃不到葡萄气极发疯，蓬头垢面，口中念念有词："吃葡萄不吐葡萄皮，不吃葡萄倒吐葡萄皮……"另有几只狐狸来到一个更高的葡萄架下，搭起叠罗汉，团结合作，摘下葡萄，共享成果，皆大欢喜！

结论：烦恼是自寻的，快乐是选择的。

本故事纯属虚构，欢迎对号入座。渴望幸福的朋友，您愿做哪一只狐狸呢？

多年前，我在人民大会堂出席一次名人茶话会，每人只有5分钟的发言时间，主持人点名让我讲点儿心理学，我便讲了这个寓言。发言完毕，与会名人纷纷对号，说自己是第几只狐狸。

还有一次，我在中共商务部党校，为即将出国任商务参赞的司局级干部举办"阳光心态"工作坊。几天后，一位领导用手机短信告诉我，他和几位学员将这个狐狸与葡萄的故事改编成短剧小品，在结业典礼上汇报演出，受到主管部门的赞赏。他在国外任职期间还同我有联系，说他每当遇到困难或挫折时，想想这几只狐狸，心情就会好许多。在他的推荐下，《人民日报》海外版刊登了我的这则新编的《伊索寓言》。

第十三章　实施程序与要领

一、实施程序

下面简要列举的既是阴阳辩证疗法的实施步骤，也是咨询师可以在每步中采用的具体方法和技术。

1. 悉心倾听

专注倾听来访者的讲述，要有耐心，不随意打断，不做道德评价，要随时给予积极反馈和正面评价。

2. 理论讲解

针对来访者的问题，简要讲解相对论、全面论、发展论、平衡论，以及酸葡萄心理和甜柠檬心理。

3. 举例说明

列举具体事例，解释上述阴阳四论和两种心理。

4. 故事启发

通过古今中外的故事或寓言，使来访者加深对阴阳辩证思想的理解。

5. 讨论交流

与来访者分享个人经历，或让团体成员相互交流人生感悟。

6. 学习名言

向来访者介绍一些中外名言警句。

7. 熟记口诀

让来访者抄录并背诵六句箴言。

8. 搜集资料

让来访者在媒体和日常生活中搜集有关事例和资料，验证阴阳辩证理论。

9. 分析解读

利用六句箴言对来访者的个人经历和生活事件加以分析解读。

10. 阴阳四问

根据阴阳四论提出问题，引导来访者辩证思考。

11. 正向叙说

结合具体问题，辅导来访者学会正面认知和四种正向叙说，化解对人、对己、对事的不满。

12. 及时强化

随时随地通过口头语言和体态语言，对来访者的每一点进步和正面认知给予赞赏和鼓励。

13. 反复练习

要求来访者在日常工作和生活中联系实际，活学活用阴阳辩证理论，养成辩证思维习惯。

14. 辅导他人

让来访者运用阴阳辩证的理论和方法帮助家人、亲友和同事，在助人过程中更好地掌握辩证的世界观和人生观。

15. 总结收获

鼓励来访者总结自己的收获，并将个人体会撰写成短文或微信，与亲朋好友分享，这样不但有助于自己巩固提高，还能使更多人受益。

二、操作要领

阴阳辩证疏导法既可以个别进行，也可以团体实施。个别疏导针对性强，团体疏导效率高。

首先，在建立良好关系、来访者有了安全感的情况下，让其说出对人、对己、对事不满意的方面，咨询师悉心倾听，对来访者的心理困扰和痛苦给予接纳和通情。

其次，通过对阴阳辩证思想的理论讲解、举例说明、故事启发、巧妙提问、讨论交流、学习名言、熟记口诀等方法，对不满意的方面逐项加以化解，引导其掌握"这方面不好那方面好"的全面论，"不好中有好"的相对论，"现在不好将来好"的发展论，"凡事有度才算好"的平衡论。

通常，还可以用经过努力还得不到的东西就说它不好的"酸葡萄"心理，自己所拥有的东西摆脱不掉就说它好的"甜柠檬"心理，来对上述"四论"加以补充。例如，职场不顺，可说"位高压力大"；受到美女诱惑，可想想"丑妻家中宝"。

必要时还可布置作业，让来访者注意观察周边的人和事，或从报纸、杂志、电视、网络等媒体上搜集资料，验证阴阳辩证理论。

当来访者理解了六句箴言后，可让其联系实际，通过阴阳四问、四答，分析解读个人经历和生活事件，反复练习正向叙说，逐步学会辩证的思维方式。

让来访者自觉、主动运用所学方法帮助周边人摆脱心理困扰，不但可使他对阴阳辩证理论掌握得更牢，还能增加个人成就感和幸福感。

以上便是阴阳辩证疏导的实施过程和常用方法技术。在具体运用时不要简单化、教条化，不能生搬硬套，对上述操作流程和问答技术要灵活掌握，因人因事而异。运用之妙，存乎一心，熟能生巧，临床实践多了，便会出神入化、大道无形了。

阴阳辩证疗法有效的关键是，要求来访者将六句箴言熟记心中，学会提问和正向叙说，并随时随地结合日常生活反复练习，养成阴阳辩证的思维习惯。

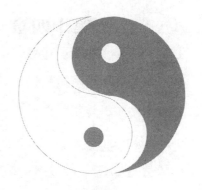

应用篇

　　阴阳辩证疗法既可用于个人，也可用于团体。

　　下面介绍的是近三十年来，我的几个咨询案例。

　　（根据职业伦理的保密原则，对可能暴露来访者身份的话语做了适当技术处理。）

第十四章　个别疏导的案例

一、抑郁的女士

二十多年前，一位女同志来电话，说给妹妹预约心理咨询。周末上午，一位服饰得体的中老年妇女，准时来到我的咨询室。

下面是我在每次咨询后整理的谈话记录。（W是我，T是她）。

第一次来访

W：您好！请坐。请问您是打电话的姐姐还是来咨询的妹妹？

T（沉默了一会儿）：不好意思，是我本人打的电话，是要解决自己的问题。

W：没关系！谁来都欢迎！那您来咨询点儿什么问题呢？

（T还没开口，已开始流泪。）

W（递过一张纸巾）：看来您很伤心。请问您多大年纪了？做什么工作？

T（擦擦眼泪）：五十八岁了，在一个农业科研部门工作。

W：遇到了什么麻烦？

T：我可能得了抑郁症。

W：先不要给自己戴抑郁症的"帽子"，有什么烦恼可以说出来。

T：您能替我保密吗？

W：这是我们的职业道德。

T：那我从头说起吧。

W（递过一杯水）：好的！您喝口水，慢慢说。

T：我出生在一个南方小城市的书香世家，年轻时也还算漂亮。在北京读大学期间，几个长得帅家境也比较好的男同学追我，我都没动心。一个来自北方农村的男生，比我大四岁，家里很穷，长相也一般，但人很朴实，又能吃苦，一入学便是班长兼团支部书记，到了高年级又成为学生党支部书记。那时大学生经常下乡劳动，我们学农的下乡更多。无论在劳动时还是平时生活上，他都给我很多关照。我觉得他忠厚可靠，临毕业时接受了他的求婚。

我们都分配在北京工作，婚后感情很好。他每月要给老家寄钱，我们自己也有两个孩子，生活虽然不宽裕，但从未因经济问题发生矛盾。六十年代末我们被下放到外地农村，接受"贫下中农再教育"，同甘共苦，感情更好了。我一直觉得这辈子选择他是正确的，那么多年的苦我们都熬过来了。七十年代后期落实知识分子政策，我们又回到北京原单位，成为科研人员，我后来是副研究员，他早就是"正研"了，是"博导"，还是所里的领导，收入也比过去高多了。

W：你们的苦日子终于熬过去了。

T：本以为苦尽甘来，从此可以相濡以沫、安度晚年了。可没想到，临到老了，他却背叛了我！

W：出了什么事？

T：他有外遇了！

W：是你的怀疑，还是有真凭实据、确有其事？

T：开始有朋友婉转提醒我，我还不相信，以为是开玩笑，觉得我先生是个老实人，不会犯这种错误。从前年起，一个新考来的博士生给他当助手，女孩才二十几岁，聪明能干，人很开朗，经常到家来，对我张口不是"师母"就是"阿姨"的，叫得很甜，有时还帮我干点儿家务活。我也很喜欢她，因为只有两个儿子，就把她当女儿看待。

W：那不是很好嘛，怎么会有问题呢？

T：可最近发现我先生越来越不对劲！经常以实验、加班为借口很晚回来，有时甚至夜不归宿，还有几次单独带那个女孩去外地调研。一次，他出差回来，我见他神色不自然，终于忍不住了，严肃地问他这次带谁出的差，和那个女孩到底有事没有？起初他还否认，说什么事也没有，让我别多心。可他的眼睛却不敢直视我，脸也红了。经我一再厉声追问，没想到，他还真承认了，求我原谅他。

W：这种事谁也难以原谅。

T：是啊！我当时就跟他大吵起来，这是我们婚后几十年第一次吵架。我提出离婚，他不同意，我说不离婚可以，但从明天起，你必须同那个女孩彻底分开，一刀两断！

W：要求完全合理，一点儿都不过分！他怎么回答？

T：他说绝对不离婚，但又不能同女孩分手。

W：为什么？

T：他说分不开。第一，女孩是学生，毕业前没法调离；第二，她业务好，能力强，其他学生都不如她用起来顺手。我问他到底如何了结？他说自己也不知道，只能请我原谅。

W：那你有何想法，打算怎么办？

T：我整个人都要崩溃了，还能有什么办法！所以来请教您，您看我到底跟他离还是不离？请您帮我拿个主意。

在一次为全国妇联干部举办的心理疏导工作坊上，我将该案例介绍到这里，请学员设身处地，试想一下，如果来访者问的是你，你会怎么做？

一位年轻女同志心直口快地说："跟他离婚！这还犹豫什么？你好歹也是个知识分子，经济完全能独立，孩子也大了，离开他又不是活不了。赶紧离！立刻离！"

一位中年女同志说："还是先找领导、同事或亲友帮忙，劝他改邪归正，或警告那个女孩，让她不要做'第三者'，破坏别人家庭，实在不行再把丈夫扫地出门。"

一位老同志说："都这么大年龄了，我看还是忍一忍，凑合着过吧！"

马上有人高声反驳："这种事还能凑合？没法忍！坚决离婚！"

场上意见很不一致，反映了不同的婚姻观。接着我请大家继续看谈话记录：

W：谢谢您对我的信任！这种事谁摊上了都会痛苦，都会发蒙。您跟领导、同事和亲友谈了吗？

T：家丑不可外扬！这种事我能跟人说吗？连儿子我都没告诉。

W：找那个女孩谈了吗？

T：从我和先生吵过后，她再没到家来过。我又不便去所里找她，怕闹得满城风雨，对先生影响不好，她一个学生也承受不了。

W：您不但爱面子，心肠还很好。您就这样忍啦？

T：可我咽不下这口气呀！只能在没人的地方哭，把眼泪往肚子里流。

W：您是否考虑过暂时分居或离婚？

T：可他不同意呀！

W：他是过错方，如果您坚持离，法院会支持的，而且会多分一些财产给你，弥补你的精神损失。

T：财产我倒不计较，主要是丢不起人！我们家祖祖辈辈就没有一个离婚的。

W：看来无论离还是不离都让您很纠结。

T：说的是啊！所以才请您给拿个主意。

W：很遗憾，我也不知道该怎么办。要不这样吧！请您认真想一想，如果离婚你会怎样，他会怎样？如果不离，您会怎样，他又会怎样？

T：哪个我都不敢想，想不下去。

W：那好，我来帮您想。请闭上眼睛，做几下深呼吸。然后仔细想，从现在一直想到你们百年之后。先想离婚，从将问题公开，打官司分家想起，你是何种心情，他会如何反应，你的两个儿子会怎样，周围亲友同事又会持何种态度？

T（闭眼想了一会儿）：我肯定会很痛苦，把自己关在家里，从此没脸见人了，只好离群索居，一个人度过后半生。他的日子也不会好过，那女孩未必肯嫁给他，儿子也会怨恨他，疏远他，六十多岁了，万一得了病，孤家寡人，一定很可怜。大儿子其实早有察觉，只是不说破，怕我难受，好在他已成家单过，对他不会有太大影响。让我不放心的是小儿子，他正准备结婚，这种家丑让对象知道了，会不会嫌我们家风不正，跟他吹了啊？好事不出门，坏事传千里，这种事还不闹得满城风雨！当然多数人会同情我，骂他没良心，还会纷纷来安慰我，劝我想开点，可我肯定不愿见他们，更不想听，只想躲得远远的，一个人清静，弄不好我连朋友都失去了。

W：是挺可怜、挺凄凉的。那我们再想想不离婚，继续过下去，你会怎样，他会怎样，家人以及亲友同事会怎样？还是从现在想到将来。

T：这当然是他希望的，他会继续同那个女孩出双入对，不知鬼混到什么时候。我会继续痛苦，只要他俩不分手，我们的日子就没法过！我会整天以泪洗面，会同他吵吵闹闹，或一直冷战下去，我的后半生就算完了。两个儿子迟早会知道他爸的丑事，会不理他。同事亲友也免不了背地里嘀嘀咕咕、闲言碎语。哎，我都不敢再往下想了。

W：如此看来真的是两难啊！

（T沉默。）

W：请再做几下深呼吸。

（T连续深呼吸。）

W：好！请睁开眼睛。

（T睁眼，擦泪。）

W：喝杯水，休息一会儿。

（T喝水。）

W：感觉好点儿吗？

T：这是我第一次跟人谈这件事，心里不那么堵得慌了。

W：那就好。下次能带你先生来，一块儿谈谈吗？

T：他根本不会来！而且我来咨询他也不知道，回去也不会跟他说。

W：那我们今天先谈到这里。很抱歉没能给您拿个主意。这样吧，你回家后，没事的时候就按我今天教的方法，反复想。也可以同信得过的亲友聊聊，听听他们的意见，或请他们劝劝你丈夫。当然最好是他良心发现，跟女孩分手，否则哪个结果都不理想。我们只能退而求其次，寻找一条损失稍微少一点儿，痛苦稍微小一点儿的路。等下次来的时候，再把您想的感受和结果告诉我，好吗？我们可以说再见了吧？

T：谢谢教授！再见！

以上是根据第一次谈话记录整理的对话，一周后，她又按约定时间来到咨询室，下面是第二次谈话记录。

T：教授好！

W：您好！请坐！这几天感受如何？

T：我按您说的方法反复想，越想脑子越乱，连续几天都没睡好。

W：征求过亲友意见吗？

T：这种丢人现眼的事，我哪好意思对别人说。

W：也是，这种事别人还真的很难帮上忙，大主意还得您自己拿。那您想出点儿眉目了吗？

T：想来想去，就是下不了离婚的决心。一想到离婚对孩子的影响和亲友同事的议论，我就毛骨悚然，浑身发冷。

W：那您还是倾向于不离了？

T：我真的不想离，想维持一段时间再说。可不离又很痛苦，前两天女孩还给他打电话，他接完电话就出去了，我只能在家生闷气。

W：晚上回来没有，又是夜不归宿吗？

T：自那次吵架后，他收敛了许多，平时再没夜不归宿过，可他还是偷偷带那个女孩出过一次差。

W：不好意思，能问一点儿您的个人隐私吗？你们的夫妻生活还好吧？

T：早都没有了！都这么大年纪了，何况几年前我还得过妇科病，做了子宫切除手术。

W：您先生身体如何？

T：他从小在家干农活，在学校期间又很注意锻炼身体，每天早起跑步，现在也经常下实验田指导工作，身体很好，虽然比我大四岁，但别人都说他比我年轻。

W：难怪好朋友提醒你小心丈夫出轨了。你觉得他还有夫妻生活方面的要求吗？

T：前几年还有，可我手术后，越来越冷淡，他慢慢也就没兴趣了。

W：您觉得他的婚外情与此有没有关系？

T：也许有吧。

W：那个女孩有男朋友吗？

T：好像没有。

W：女孩漂亮吗？

T：长相一般，不是很漂亮，只是嘴巴甜，讲话声音好听。

W：你见过他俩在一起的场景吗？

T：我们吵架前，女孩经常到家来，现在不来了。

W：能说说他俩在一起时是什么样子吗？

T：女孩一口一个"老师"地叫，入学的时候就说对我先生很崇拜，是慕名而来。她每次来家，我先生都很高兴，连眼神都比平时有光，俩人有说有笑，十分投缘。

W：他们都聊些什么？

T：主要是工作和科研方面的问题，谈到专业问题我会和他们一起讨论。这个学生也来自北方农村，他俩有共同语言，有时聊些农村的趣事，我就插不上嘴了。

W：他俩去外地出差的情况你了解吗？

T：在我们吵架之前，先生去外地开会、调研或谈合作项目，大多由这个女孩以助手的身份跟随。每次出差回来，他都很兴奋，滔滔不绝地对我讲收获如何大，夸这个学生如何能干，说女孩心细，把一切都安排得妥妥当当，自己很省心，不像以前的助手，好多事要自己亲力亲为才放心。他现在精力越来越旺盛，连身体都比以前更好了，难怪亲友同事说他越活越年轻。

W：女孩在专业方面水平如何？她来后对你先生的研究

工作是有帮助、有促进，还是有影响、有干扰？

T：女孩文化基础并不好，可人聪明，学什么都很快，专业水平虽然不是几个学生中最高的，但她动手能力和人际交往能力比较强。平心而论，无论在科研方面还是应用服务方面，对我先生确实有不少帮助。自从她来到研究室，我先生的研究课题和发表文章均有所增加，有的文章还是他俩联合署名。我开始还为先生招了一个好学生当助手感到高兴，谁知道后来会出这种事！

W：你有没有要求先生换一个助手？

T：上次吵架后我就提出，不离婚可以，但你必须与她分手，不能再和她在一起！先生说没有合适的，真是离不开她。你说他有多不要脸！

W：你们是同专业出身，你不是也可以给他做助手吗？

T：我都退休三年了，现代科技发展很快，好多新东西我都不懂。再说我这么大年纪了，怎么能整天给他打字、拎包、订机票，更不能陪他下试验田。不过他也六十多了，血压有点儿高，又经常外出，身边确实需要有个人照顾，否则我也不放心。

W：他俩现在还经常在一起吗？

T：比过去少多了，但我听人说，他偶尔还带那个女孩去外地出差。

W：女孩那么年轻，和你先生好是贪图金钱吗？你有没有发现你先生近年来在经济上的变化或大笔支出？

T：那倒没有，从结婚起他的工资都如数交给我。近些年，他经常外出讲课，课酬有多有少，我从来不问，是否都交给我就不清楚了。女孩家生活较为困难，除了兼职做助手会有报酬外，我猜先生还是会额外给她些补助。但我先生从小穷惯了，从不乱花钱，别人都说他小气抠门儿，我想他不会给女孩太多钱（说完自己笑了），女孩不过是想靠着他这棵大树在专业上有所发展。现在有些女孩不知怎么会这么不自重，为了达到个人目的可以不择手段，竟然把失身不当回事！以前听到社会上这种传闻我还不大相信。

W：你觉得你先生和这个女孩是不是十恶不赦的坏人？

T：那倒不是，他要是个坏人我也不会嫁给他！除了这件事，别的方面还真没什么大毛病，以前大家都说我们是模范夫妻。那个女孩其他方面也还好，要不是这件事，我本来挺喜欢她的，一个农村孩子能读到博士挺不容易的。凭良心说，他俩本质都不坏。

W：你能说说你先生在别的方面还有什么优点吗？

T：他工作认真负责，吃苦耐劳，生活艰苦朴素，对同事亲友都不错，对学生也很关心，人也还算忠诚老实，这件事他要死不承认我也没办法。

W：他现在对你怎样，与过去比有什么变化？

T：可能是他内心有愧吧，现在对我比以前更关心了，整天讨好我。每次出差在外都会打电话对我嘘寒问暖，回来还给我带点儿小礼物；去年我过生日，他还破天荒第一次送花给我，以前他可舍不得花这种钱。我身体不舒服，他会照顾我或陪我去医院；我生气不理他，他也会说几句好话哄我。他本来脾气就好，现在更不敢惹我了（自己又笑）！

W：女孩有没有逼你丈夫离婚娶她，你丈夫有没有过离婚念头？

T：那倒没有。他一再表示珍惜我们几十年的感情，绝不会离婚！

W：可他又不同女孩分手，这样说是不是有点儿虚情假意呢？

T：我想他是真的不想和我离婚，否则我也不会忍他这么久。

W：那你觉得他俩的结局会怎样呢？能一直保持这种暧昧关系吗？

T：我想不至于。再过三年他退休了，女孩也该毕业找工作了，可能他俩就会分手吧。因为女孩迟早要结婚，他也总有跑不动、总有力不从心的时候，我就不信那个女孩会永远跟他这个老头子好！（又笑。）

W：你的意思是说，你先生总有一天会浪子回头，回到你们温馨家庭这个精神港湾啰！

T：我想是吧！

W：到那时他又会对你怎样呢？

T：那一定是对我更好了，他要赎罪，弥补对我的精神损伤。

W：到那时你会原谅他的过错吗？

T：不原谅又能怎样？谁还能一辈子不犯错误呢！

W：看来您对自己的问题已经找到答案，不用我替您拿主意了吧！

T：同您聊到现在，我觉得心里轻松多了，我还是回去跟他凑合着过吧！谢谢您，教授！

W：好，再见！有事还可再来。

我当时感觉这两次咨询很成功，她的问题已经解决了。可没想到，几周后她又打电话来约面谈，下面是第三次谈话记录。

T：教授好！

W：您好！请坐！怎么样，一个多月了，有什么新情况吗？

T：上次跟您谈完，心情确实好了许多。心想睁一只眼闭一只眼，随他去吧！可最近又不行了，心里老是惶惶然，这几天晚上都没睡好。

W：是啊！冰冻三尺非一日之寒，化解冰冻同样需要时间，这么大的打击和创伤很难一下子彻底平复。能说说最近发生了什么事吗？

T：也许是他看我情绪稳定了，俩人又开始偷偷来往。有一天他晚饭后出去散步，书房电话铃响，我刚拿起话筒说"你好"，对方就挂断了。从那以后，我一看他接电话心就怦怦跳，老觉得是那个女孩打来的。他一出差就担心他们俩会不会又在一起，一天老是疑神疑鬼，我是不是得了强迫症啊？

W：您这可算不上强迫症，必要的警觉还是应该的。你偷听过他的电话或跟踪过他吗？

T：有过这种想法，但从来没做过，自己好歹也是个知识分子，不能做那种龌龊事。可我就是心里老发慌，老是心神不宁。

W：我能理解您的心情。这样吧，请您闭上眼睛，听我说，我说到哪您就想到哪。

（T闭眼。）

W：一天晚上，您正在客厅看一部有关婚外情的电视剧，听到电话铃响，您先生在洗手间，您过去拿起话筒，刚说了句："喂！您是哪位？"电话就断了。先生上完厕所出来问："谁来的电话？"您说："不知道！对方没说话就挂了。"先生神色有点儿不自然，回到书房就开始低声打电话。您把电视声音调低，还是听不清他在说什么，您很想到他书房门口偷听，又觉得那样不好，内心十分纠结。您的心跳变快了，呼吸急促了，脸也有点发烧，电视里演的什么也看不清了。

（T脸发红，胸部起伏加剧。）

W：看来您有点儿紧张，有点儿不舒服。请做几下深呼吸。用力深深地吸一口气，吸满，下沉，把腹部膨胀起来，再慢慢地、均匀地吐气，要慢、要匀，吐长气。再深深地吸气，再慢慢地吐气，吸气——吐气——吸气——吐气。感觉好些吗？

T（心慌气短症状消失）：好些了。

W：你心想：也许是所里某个同事打来的，谈工作上的问题；就算真是那个女孩也没什么了不起的，不过就是打个电话而已，不要自寻烦恼，还是回来看我的电视吧！干脆换个频道，不看那些乱七八糟的婚外恋、一夜情了！

（T点头微笑。）

W：你好像什么也没发生，继续看电视。他打完电话出来说明天要出差，你虽然有些不高兴，但既没有盘问他，更没跟他吵。当晚相安无事，但夜里还是翻来覆去睡不着，老想他会带谁出差。

（T眉头皱起，面色有些凝重。）

W：第二天你忍不住给所里办公室打电话询问，得知他又带那个女孩去试验基地了。你一整天心烦意乱，坐卧不安，坐下、起来，出去、进来，闹心得很！

（T面部肌肉轻微抽动，胸部起伏再次加剧。）

W：看来您又紧张了，请再做几次深呼吸，腹式呼吸，吸气——吐气——吸气——吐气——吸气——吐气。

（T面色渐渐恢复正常，呼吸变匀。）

W：您对自己说，"他也是为了工作，我不该胡思乱想，我还是出去逛逛街、散散步吧！"。您来到好久没去的公园，天空晴朗，飘着几朵白云，公园里人不多，草木茂盛，鸟语花香，亭台楼阁，小桥流水，野鸭天鹅，你吸了几口新鲜空气，心情顿时好了起来，不由自主地哼起了你们在大学时，最喜欢唱的苏联歌曲《莫斯科郊外的晚上》——深夜花园里，四周静悄悄……

（T嘴唇微动，轻轻哼唱，有些陶醉。）

W（沉默等待一会儿）：好啦！现在我从"5"倒数到"1"，当我数到"1"的时候请你睁开眼睛。好，5——4——3——2——1。

（T睁眼。）

W：怎么样，感觉如何？

T：很好，很舒服！

W：以后你再遇到焦虑不安、心里烦躁的时候，就可以用这种方法来缓解。

T：好，我一定做。除了这些还有别的方法吗？

W：您性格内向，又爱面子，有话不愿对别人说，可以写写日记或随笔，抒发宣泄自己的感情；也可以通过做家务、听音乐、打太极、唱歌跳舞、逛街购物、外出旅游、学书法、绘画、养花鸟虫鱼等活动来转移注意力；还可以到外面找个兼职发挥余热，或到社会上做个义工志愿者，既能转移注意力，又能使自己的生活更充实，更有意义。总之，不要整天待在家里自寻烦恼。还可看看专业书，小说也行，看电视最好多看新闻频道和科教频道，使自己不脱离社会，不被飞速发展的科技落得太远，少看那些悲悲切切、无病呻吟的小说、电影和电视剧，哪怕看看能逗你一乐的娱乐节目也好。

T：我不喜欢娱乐节目，觉得很庸俗、很无聊！

W：那您看什么节目或在什么情况下会觉得心情好一些呢？

T：我年轻时喜欢看电影，看话剧、歌剧，退休后喜欢看电视里的历史剧，还喜欢听古典音乐，这时我就不再想那些烦心事了。

W：好啊！以后心情不好时不妨去看看喜欢的电影、电视，听听喜欢的音乐。

T：好。

W：假如你现在彻底走出了这场危机，彻底摆脱了烦恼，你会是什么样子，每天会做些什么呢？

T：那我就会每天高高兴兴，除了在家做饭、洗衣、打扫卫生，也可能像您方才说的，到外面找个兼职或当个顾问，让自己的晚年活得更充实、更有意义。

W：很好！其实你现在就可以这样做啊！我相信，按您刚才说的这样坚持一段时间，您一定能彻底摆脱烦恼，从痛苦中走出来。

T：但愿如此吧！我就怕自己走不出来会做什么傻事。

W：暂时走不出来也没关系，最坏也不过如此！千万不能干傻事。实在不行还可以跟他离婚，您自己又不是生存不了，说不定会比他活得更好。马上就到二十一世纪了，人们的婚姻观都在变，咱们也要与时俱进，不要把离婚看成多么丢人的事。

T：那倒是。

W：以后您还可以帮两个儿子带带孩子，享受天伦之乐。总之，您要多往好处想，多说积极的话，千万不要整天唉声叹气，觉得"这辈子算完了"，也不要把注意力完全放在你先生身上，还是要多保重自己，健康最重要！自己身体垮了，就什么都没了。我想您一定记得毛主席的两句诗——牢骚太盛防肠断，风物长宜放眼量。将来一切都会好起来！

T：每跟您聊一次，我心情都会好许多。我一定按您说的去做，相信我会走出来。谢谢您，教授！再见！

W：祝您健康快乐，阖家幸福！再见！

此后，该女士没有再来。四年后，她再次打电话给我，介绍一位朋友前来咨询，同时讲了自己近几年的情况。

她咨询回去不久，在郊区的一个农业科技推广站当了顾问，经常往乡下跑，忙忙碌碌，身体比以前好多了，也不失眠了，连说话声音都比以前大了。她在电话中笑声朗朗，一再向我表示感谢。我问她先生和那个女孩后来怎样了？她说两年多前，女孩毕业回家乡省会工作，听说最近刚结婚；自己先生也已退休，虽然兼职做顾问，但很少外出。现在夫妇已和好如初，先生对她体贴入微，不但分担了很多家务，两人还每天一起散步或听音乐，并经常去各地旅游；大儿子有了女儿，小儿子也已结婚，每个周末全家聚会一次。

看起来这是个大团圆的结局。

在一次培训咨询师的工作坊上，看完这个案例记录，一位心理咨询师起立说："老师，您在这个案例中将阴阳辩证疗法运用得非常巧妙，很自然，很流畅。您不仅将人本疗法、行为疗法、认知疗法与阴阳辩证疗法有机结合起来，还运用了催眠术以及后现代积极心理学的焦点解决技术和叙事疗法，让我收获多多，谢谢老师！"

一位多年从事思想政治工作的领导深有感触地说："从教授的这个咨询案例中，我懂得了什么叫循循善诱。不但这个案例让我受益匪浅，就是您这种工作坊的授课方式对我们改善思想政治工作，促进思想政治工作科学化都很有启发，我们再也不能像过去那样空洞说教、生硬灌输、强加于人了。"

这时一位妇联干部急不可耐地高声说："教授！对这个案例我有不同看法，我觉得这纯粹是您有意诱导的结果。对这种'吃着碗里看着锅里'的无耻男人，绝不能迁就姑息、退让妥协，就得跟他离！"

我回答道："坚持离婚是您的选择，而且我相信，在这种情况下，很多女同志会做出和您一样的选择。"事实上，我后来遇到过一个类似的案例，我采用了同样的方法，结果却完全不同。那是社科院的一位女研究员，她与丈夫早年是留苏同学，也是因为由于丈夫出轨而犹豫是否要离婚来我这里咨询，我也是让她想象离婚与不离婚可能的后果，她经过一番纠结，最后选择了离婚。因为她的家庭背景和成长经历，使她认为背叛是不能被容忍的，她不认为离婚是一件多么了不起的大事。而前一位女士却把离婚看成很丢人的事。她们都做出了符合自己婚姻观、价值观的选择。这里没有对错之分，鞋穿在自己脚上，只要自己舒服就好。"

对类似的案例，大家可能仁者见仁，智者见智，每个人都会做出自己认为正确的选择，我们不强求统一。

二、失眠的领导

一位七十多岁的老先生，在电视中听了我讲的"压力应对与情绪管理"课程后，专程来北京师范大学找我，说是要让儿子做咨询。

他说儿子是国家干部，最近情绪不好，整天唉声叹气，沉默不语，夜里抽烟，睡不着觉。最近媒体经常报道贪官被抓或被"双规"，他怀疑儿子可能有腐败问题，问我该怎么办。

我问他是否同儿子谈过，他说谈过，但儿子什么也不讲。

简单交谈后，我给了老先生一张名片，请他转交儿子，欢迎他本人来，我可以帮助他解决失眠问题。

几天后，他儿子打电话给我，约好周末来做咨询。

星期六下午，他准时来到我的办公室。他虽然还不到五十岁，但看起来有些苍老。我没有问他姓名和工作单位，只是给他倒了一杯茶，欢迎他前来咨询。

"听您的老父亲说，您最近睡眠不大好，失眠多长时间了？"

"有几个月了。抱歉问一句，您能对我谈的问题保密吗？"

"为来访者保密是我们咨询师的基本职业道德和伦理守则，何况您不必提供可能会暴露个人身份的信息。"

"那我得从头说，可能时间会比较长。"

"没关系！您可以慢慢说。"

他从自己儿时谈起。他出生在外地一个农村。他的父亲读过中学，成绩很好，但因为"家庭成分"是"地主"，高考落榜，当了乡村小学教师。他的母亲是农家妇女，身体不大好。从小学到中学，他每天放学后或周末、寒暑假，都要去地里干农活，吃过很多苦。但他人不笨，学习又努力，在班上成绩一直名列前茅，最后考上了北京的一所名牌大学。他在大学期间入了党，还当了学生干部。大学毕业后，他被分配到政府机关，成了国家干部。

他讲得很详细，讲得最多的是他小时候受过的苦和父母的不容易，他提到了很多生活细节，我听了也很感动。讲到动情处，他会哽咽，眼里会有泪花。我听得很耐心，很少插话，更没有提问或打断他，只是偶尔递块纸巾。

一个小时很快过去了，我约好的下一位来访者到了。

他不好意思地说："对不起，我的问题还没谈，下周末能再来吗？"

我说："没关系，欢迎您下周再来。"

第二个周六上午，他又准时前来，接着上次的话，继续谈他的经历。

这次他主要谈到进入政府机关后，他如何勤奋工作，如何从一个普通公务员成长为中层干部，以及同妻子恋爱结婚的过程。他还讲到在父亲退休后，他将父母接来北京，请父母帮忙带孩子，让他们享受天伦之乐。

如果说他第一次来访是忆苦的话，那这次来访就是思甜了。我也很为他们的阖家幸福感到高兴。

时间过得很快，又到咨询结束的时候了。他抱歉地说："真不好意思，我的问题还没说，只能下次再谈了。"

第三个周末，他再次如约而至，继续谈自己的人生经历。

这次谈得比较多的是孩子，他讲儿子如何优秀，现在马上就要大学毕业了。还问了我几个和报考研究生有关的问题，我一一做了简单回答。

咨询时间又到了，他看看表，主动站起来结束谈话："实在对不起，耽误了您的宝贵时间，真正的问题还没对您说呢！下周再见！"

他第四次来，没有再绕圈子。

"我想了很久，觉得还是跟您实话实说吧！"

我再次声明，一定对他谈的内容保密。

原来是两年前，他的母亲生病住院，被确诊为癌症，需要手术治疗。他的母亲是农民，几十万的医疗费不能报销。他又刚刚用多年存款作为首付，买了一套期房，准备留给儿子，每月还要还房贷。一个远房亲戚是个公司老板，去医院看望老人后，偷偷塞给他一张五十万的银行卡，他推脱不掉，便收下来交了母亲的手术费。为了报答对方，他利用职权，没搞招标就把一个工程批给了这家公司，只是在私下叮嘱老板一定要保证质量。现在该项工程已完成并通过验收，没发现任何质量问题。

最近反腐风声越来越紧，中央纪委巡视组刚进驻他们系统，已有领导被"双规"，他很紧张，天天担心东窗事发，老觉得要被纪委约谈，所以才整夜睡不着，感到度日如年，非常痛苦，有时甚至想一死了之。

我首先感谢他对我的信任，然后问他打算怎么办？

"就是因为心里太纠结，不知如何是好，才来向您请教。"

"你是否将此事同父母和爱人商量过？"

"不敢告诉他们，怕他们担惊受怕。"

"我很赞赏您对父母的一片孝心和对妻子、孩子的爱。下面请您认真考虑考虑，这件事发展下去会怎样？"

"不敢想，越想脑子越乱！"

"那你就现在设想一下，几个月或几年之后，可能会出现什么情况？"

（稍做思考）"无非两种可能，一种是平安无事，一种是受党纪国法制裁。"

"在什么情况下会平安无事？"

"知情下属不举报，那位老板不出事。"

"你能保证这两方面都不出问题吗？"

"保证不了。"

"在这种情况下你的心情会怎样？"

"好像头上悬着一把剑，天天提心吊胆。"

"你的失眠会好吗？"

"只能越来越严重。"

"你再想想，什么情况下会受到法律制裁？"

"工程出了问题，或者那位老板犯了别的事，为了获得宽大处理，供出了我们的事。"

"还有什么可能？"

"没有不透风的墙。其他没拿到这个项目的公司肯定对我不满，说不定会在暗中捣什么鬼；经办这个项目的工作人员也可能察觉我同那位老板的关系不一般，万一哪天把他们得罪了，也许会写匿名信，甚至实名举报我。"

"再想一想，还有什么可能？"

"不敢再想了，再想头都疼了。"

"是的，这种事发生在谁身上都会头疼。但你脑子并没乱，你的思维很清晰。你几十年自强不息，奋斗打拼到今天很不容易。我相信，凭你的聪明才智，是会妥善处理好这件事的。"

"我一会儿想蒙混过关，一会儿想坦白交代，实在太纠结了！所以才失眠睡不着觉。"

"如果侥幸蒙混过去了，你的失眠会好吗？"

"好不了！"

"为什么？"

"有的领导退休了，自以为平安着陆了，还不是照样被揪出来！反腐利剑老在头上悬着，我怎么能安心睡觉；何况自己受党培养教育多年，对党不忠，良心也会不安啊！"

"看来您还是位有一定觉悟的干部，党性并未完全丧失。"

"我都犯大错了，您就别夸我了。"

"这样下去，您的身体会怎样？"

"长此以往，身体非垮了不可。"

"工作会受影响吗？"

"当然会受影响！"

"您郁郁寡欢，亲人会怎样？"

"我整天愁眉苦脸，他们的心情也不会好，老父亲为我担心，最近也睡不着觉了。"

"看起来这条路走下去有点儿难。那您就再想一想，如果此事被组织查出来了，后果会是什么？"

"那我肯定会因受贿罪被判刑坐牢。"

"那对您个人和家庭有何影响？"

"不但我个人葬送了前程，家庭也毁了，父母、爱人和孩子都会非常痛苦。"

"如果把问题老老实实地对组织交代了，又会怎样？"

"会被双规，受处分。"

"最严重的处分可能是什么？"

"可能撤职、降级或开除党籍。"

"我帮您梳理一下，看来目前您有三个选项：一是蒙混过关，二是等组织查处，三是主动交代。没有哪条路是完全无害的，您只能退而求其次，选一条对自己损失相对小一些的路。"

"也许您说的第三条路，对我来说更好些吧。"

"您不愧是个聪明人，终于做出了非常明智的选择，我为您点赞！"

"多谢老师开导！我回去就找纪委领导谈。"

"很抱歉！失眠问题还没有为您解决。"

"听说有的在逃犯人，直到被抓捕那天，才第一次睡个安稳觉。正如相声里说的，只有等第二只靴子落了地，才能睡着一样。"

"您不但聪明，还很有幽默感！相信您的失眠会不治而愈。我们可以说再见了吧！"

"谢谢老师！有机会再来看望您。"

"祝您阖家幸福！"

几个月后，他的老父亲来电话说，因为儿子主动坦白交代，认罪态度好，情节不严重，检查也深刻，又没有查出其他问题，得到了组织的宽大处理，只是被降了职。现在一家人和和睦睦，生活得很幸福。

我在多年的咨询工作中，接触过一些领导干部，他们讨论较多的是子女教育和婚姻问题，偶尔涉及个人职业生涯瓶颈，其中患失眠症的也不少，几位省部级领导都是因为严重失眠而来咨询。有调查表明，90%以上的失眠是由心理问题导致的。但在咨询时，一些领导往往只说失眠如何痛苦，很少暴露真实原因，而通常有助入睡的方法都治标不治本，很难彻底解决，所以他们只能长期依赖安眠药。

上面这位领导，也是通过几次试探，有了安全感，才将自己的内心纠结和盘托出，从而使问题得到解决。所以，取得来访者的信任，是咨询成功的首要条件。

在这个案例中，我首先耐心倾听，接纳来访者，肯定其艰苦奋斗的精神和对亲人的爱心，再通过不断提问，引导他辩证思考，使他冷静下来，全面地、发展地看待面临的问题，最后理清思路，自己走出困扰。

记得当年在美国学咨询时，我曾听一位教授对学生讲："什么是心理咨询？心理咨询是出租你的耳朵！"心理咨询是助人自助，耐心倾听是心理咨询的一个重要原则。

当然，倾听只是让来访者宣泄，我们也不是光听，听完了要问，通过巧妙提问，引起来访者思考，让他在回答问题的过程中，慢慢地自己走出来，自己找到答案，而不是给他一个现成的答案或建议，而是让他自己学会做决策，自己找到解决办法。

通过多年的临床实践，我越来越深地体会到，心理咨询是听和问的艺术。学习心理咨询，首先要学会倾听，对来访者的话，要有兴趣听，要专心听，耐心听，不能心不在焉，更不能经常打断，也不要做道德判断或批判。平时话特别多的人是不适合学咨询的，即使做，效果也往往不好，因为表达欲望太强，就没办法好好听来访者讲话了。

我有一门课，主题是"沟通与说服"，重点讲说服的艺术，其中有一节讲的是"倾听是最好的说服"。在我国，无论领导、教师还是家长，大多缺少倾听训练，在沟通中往往由于说教太多而效果较差。

对于许多心理问题，空洞说教或讲些冠冕堂皇的大道理是无济于事的。我想这或许也是党中央号召"在加强和改进思想政治工作中注重人文关怀和心理疏导"的原因。

三、他是我情人

周末下午，一个高大魁梧的中年男人带一位身材娇小、风姿绰约的女士来到我的咨询室。办完挂号、缴费手续，男士对女士说："我在车里等你。"说完便离开了。

我问女士："刚才这位是您先生吗？"

女士回答："No！他是我的lover。"

"您想咨询什么问题？"

"最近有些焦虑，睡眠不好，头也有点儿痛。"

"知道原因吗？"

"知道。"

"说说看，最近发生了什么事？"

"方才送我来的这位是我的领导。他和我先生是大学同学，二人关系不错。我原来是舞蹈演员，生孩子后不能再登台，十年前调到他这个部门。他对我很关心，不久就提拔了我，我很感激他，慢慢便由红颜知己变成了他的情人。我们已经相好了多年。"

"能告诉我你们的年龄吗？"

"我四十来岁，他将近五十了。"

"您的先生没有察觉吗？"

"没有，至今他俩还经常一起喝酒聊天。"

"那您最近为什么焦虑呢？"

"不好意思！两年前，一个学体育的研究生，毕业后分配到我们这里工作。小伙子不但人长得帅，能力也很强，每天早来晚走，扫地打水，请示汇报，各项工作都完成得很好。我由喜欢他、重用他，很快也发展成了情人关系。"

"你同时有上司和下属两个情人，这个关系可不大好处啊！他们都没发现你有另外的情人吗？"

"因为都是上下级关系，工作交往很正常，他俩均未起疑。"

"你同上司来往过密多年，单位领导和同事能不发现你们的秘密吗？"

"他做事很谨慎，从不在同事面前对我有亲昵举动，我们都是在外面幽会。大家又知道他和我丈夫是同窗好友，所以至今无人怀疑。"

"那您还焦虑什么呢？"

"最近同那个小伙子的关系可能要暴露。"

"出了什么问题？"

她讲了事情的经过：上周快下班时，小伙子悄悄进入她的办公室，一个刚来工作不久的女孩从远处看到了，见他好久没出来，就拿了一份材料敲她的门。二人正在沙发上亲热，听到敲门声，小伙子很紧张，她让他别怕，别出声，女孩又重重敲了几下才离开。过了一会儿，她一个人走出办公室，见那个女孩还没走，表情很不自然。她对女孩说自己方才在卫生间，现在已到下班时间，有事周一上班再说，然后同女孩一起下楼回家。

她觉得女孩已经发现了自己的秘密，而且她可能喜欢那个小伙子，担心她向领导汇报，或在同事中散播这件事，所以这一周来，她都焦虑不安，每天失眠。

"最近领导和同事有异常吗？"我问她。

"好像还没有，只是小伙子有点儿紧张，这几天都没进我的办公室。"

"那您准备怎么办？"

"我很纠结，不知道该怎么办，所以才找您咨询。"

"您的纠结是必须在丈夫和两个情人之间做抉择，三个人只能选一个，目前有倾向性吗？"

"没有，哪个也放不下。"

"那我们就一个一个来讨论吧！先说说您和丈夫是怎么认识的，您爱他什么？"

"是经人介绍认识的，当时我刚从舞蹈学院毕业，他是农村孩子，人很朴实，虽然长相一般，但三十出头就当了处长，年轻有为，我认定他是个'潜力股'，交往一年多就结婚了。婚后我们感情很好，不久就有了孩子，儿子也很优秀，刚考上一所重点中学。"

"您现在对先生有什么不满意的吗？"

"没有大的问题，就是觉得他不够浪漫，缺少点儿小资情调。"

"您刚才还说他'很朴实'，这不正是他的优点吗？"

"可他升为司长后越来越忙，对我不像以前那样关心了。"

"您希望有一个缺乏事业心、整天围着媳妇转的老公吗？"

"那当然不是！可他那个同学，也就是我这位领导，人家同样事业有成，可又不乏浪漫气质啊！"

"那就说说您这位领导吧！您喜欢他什么？"

"喜欢他性格外向、开朗，讲话风趣幽默，时不时来点儿小情调，给我点儿小惊喜。同他在一起，我感到很开心。"

"他对自己的太太也这样吗？"

"那我不清楚。"

"他们夫妻感情如何？"

"还可以吧！没听说有大矛盾。"

"他太太没发现你俩关系不正常吗？"

"应该没发现。"

"他有没有说过，要和太太离婚同您结婚？"

"偶尔说过，但一深入讨论，他就说离婚很麻烦，还是维持目前这种关系吧！"

"再说说您那位小男友吧！您爱他什么？"

"也谈不上有多爱，只能说欣赏。欣赏他年轻有活力，欣赏他聪明能干会来事儿。同他在一起，我觉得自己也变年轻了。"

"您有没有想过同丈夫离婚，和这两个人中的一个另组家庭？"

"我也是偶尔有过这种念头，但很快就打消了。"

"为什么呢？"

"仔细想想，我先生还是很优秀的，对我和孩子以及我父母都很好，没有做任何对不起我的事，特别是想到离婚对孩子影响不好，父母也会反对，便下不了这个决心。"

"看来您很爱孩子，也很有孝心。如果那位领导决定离婚同您结婚，您会欣然接受吗？"

"我依然会很纠结。"

"为什么？"

"因为不知是福还是祸，总觉得他有点儿花心。"

"他太太年轻时漂亮吗？"

"他俩也是大学同学，我看过照片，他太太年轻时很漂亮。"

"将来您人老珠黄了，或者他遇到更年轻更漂亮的女人会怎样？"

"也许会背叛我。"

"那位小男友会娶您吗？"

"那不可能！毕竟他比我小十几岁，各方面条件都不错，身边不会缺女孩子，跟我不过是逢场作戏罢了。"

"看来您头脑很清醒。那您还有什么可纠结的呢？"

"一方面，这种被很多人爱的感觉很好；另一方面，我又感觉活得有点儿累。"

"同时应付几个男人当然会很累。您觉得目前这种局面还能维持多久？"

"估计迟早会暴露。"

"暴露了会是什么后果？"

"说不定丈夫会同我离婚，孩子也会恨我，父母更会觉得丢人。我不敢再往下想了，越想头越疼！"

"那您能在三个人中做出最后选择吗？"

"仔细想想，还是我先生为人忠厚老实，让我有安全感。"

"可是您与两个男友在同一单位工作，低头不见抬头见，能立刻结束这种暧昧关系吗？"

"就是很难啊！所以我才焦虑睡不着觉。"

"那位领导能调走吗？"

"目前不可能！"

"能把小男友调离吗？"

"也无正当理由。就是他走了，那位领导还是无法摆脱。"

"如此说来，只能您自己设法离开了。"

"看来我只好找借口换一个单位了。"

"相信您会找到正当理由的。"

"跟您聊聊我轻松多了，头也不疼了。谢谢教授！"

"祝您今晚睡个好觉！再见！"

这位女士走后没有再联系，我至今不知她的姓名和单位。

在这个案例中，我采用的方法还是耐心倾听和不断询问，引导来访女士辩证思考，全面看问题，最后自己做出理性选择。

四、我有强迫症

多年前，就读于离北京不远的一所外省医科大学的男生，写信给我，说他得了强迫症，问我可不可以来京做咨询，我回信表示欢迎。

周六上午，他来到我的咨询室。

落座后，我问："你在信中说自己得了强迫症，有什么表现？"

"我每天都要洗床单。"

"以前多长时间洗一次？"

"以前期末放假才洗。"

"天天洗有多长时间了？"

"一个多月了。"

"为什么要天天洗？"

"老觉得脏，不洗睡不着！"

"第一次洗是什么时候，是怎么弄脏的？"

"是我宿舍室友给弄脏的。"

"能具体谈谈是怎么弄脏的吗？"

"我是学医的，开学初学校安排我们下去实习。多数同学去城外医院并住在那边，少数分到本校医院的同学仍住校内，我们宿舍只有他一个人留在校内。一天中午，我乘公交车回学校取一本书，推开宿舍门，发现他和班上一个女生正躺在我床上亲热，突然见我进来，二人很尴尬，立刻脸红红地站起来，跟我打了声招呼，便一起匆匆下楼走了。我当时特生气！很快找了一根塑料绳把行李捆了起来，拿起要取的那本书回到实习医院。从此后，我心情一直不好，并且开始失眠。实习完毕回到学校，当晚整夜没睡着，老觉得床脏，第二天起床后就把床单洗了。"

"这天晚上能睡着了吧？"

"还是睡不着，我觉得被褥都脏，于是白天又把被子和上面一层褥子都拆洗了。"

"这回可以睡个好觉了吧？"

"还是不行，我觉得下面的褥子也脏，因为当时捆在一起了，于是把它也拆洗了。"

"都拆洗了一遍总可以了吧？"

"稍好一点，但还是觉得床单最脏，不洗就烦，老觉得他们在我床上干了见不得人的事。"

"你那天回来时，宿舍门有没有在里面反锁？"

"门没锁，我一推就开了。"

"那他们为什么不在里面把门锁上呢？"

"他们可能认为室友都在远郊，不可能有人回来。"

"他们有没有脱衣服？有没有盖你的被子？"

"他们都还穿着外衣，没盖被，只是斜靠在我的被子上拥抱、接吻。"

"是不是没脱鞋，把床单弄脏了？"

"是没脱鞋，但脚都在地上，没蹬我的床。"

"你发现床上有什么脏东西吗？"

"那倒没有。但我就是生气！"

"为什么生气？"

"他为什么不在自己床，偏在我的床上与人'滚床单'？"

"他的床在哪儿？"

"在我的上铺。"

"如果你住上铺，女朋友来了，想亲热一下，你们会爬到上铺去拥抱接吻吗？"

"我就没女朋友！更没和女孩拥抱接吻过！"

"你同这个室友关系如何？"

"我们几个室友平时关系都不错，原来同他也挺'哥儿们'的，只是从那以后我不再理他，他在我面前也有点儿不好意思。"

"能说说你们以前的交往情况吗？"

"我家在农村，他家在北京。每次开学，我从家带花生、瓜子来，他都抢着吃！"

"你以前对他的看法如何？"

"他父母都是医生，他看书多，知识面宽，还会弹吉他，以前我挺佩服他的。"

"他有没有做过什么对你友善或让你开心的事？"

"二年级时，一个周末，他带我和另一个同学去北京玩，我们还在他家住了一晚，他父母很热情，让我很感动，至今难忘。"

"还有什么让你满意的事？"

"他还请我看过电影，我每次向他借钱，他也很慷慨。原来我们的关系还是不错的。"

"既然关系这么好，为什么因为一点儿小事就生气呢？"

"这不是小事！我恨他不该与女生在我床上'鬼混'，把我的床弄脏，害得我睡不着觉。"

"你以前知道他和那个女生好吗？"

"班上男生少，女生多，我觉得女生都挺喜欢他的，但没想到他同那个女生发展到这个程度。"

"能说说你对那个女生的印象吗？"

"她家就在我们学校所在的城市，父母都是教师。她人很漂亮，又能歌善舞，算是我们的班花吧！"

"你喜欢她吗？"

沉默不语。

"你是不是有点儿喜欢她？"

"喜欢也没用！她又不会喜欢我。"

"你是不是经常想她，渴望与她交往？"

"男生都会这样想。"

"如果你的室友同另外一位女生这样做，你会不会也这样恨他？"

"不管恨不恨，反正我会觉得脏！"

"那个男生在上铺，你们关系不错，他平时有没有在你床上坐过、靠过？你有没有在别人床上坐过、靠过？是不是大家都会觉得脏？都不允许？"

"那倒不会，因为我们都是男生，女生不行！"

"你认为男生更爱干净，还是女生更爱干净？"

"当然女生更讲卫生！"

"你们教室和图书馆座位分男女吗？有没有男生坐过后女生接着坐，女生坐过后男生又来坐的？"

"当然不分男女。"

"还有公交座位、火车卧铺、宾馆房间、饭店座椅等都分男女吗？是不是每次客人离开都要立刻消毒，否则就会让异性客人觉得太脏？"

再次沉默不语。

"好了！咱们不谈床铺和桌椅了，还是说说你自己吧！你学习怎么样？"

"我学习很好，我是'三好生'！"

"看来你也很优秀啊！你和老师、同学关系如何？"

"和其他人都很好。"

"你现在同这个室友关系不好，到底是因为他把你的床弄脏了，还是因为他同那个女同学谈恋爱了？"

"可能都有吧。"

"你失眠睡不着，到底是因为床脏了还是因为你暗恋那个女孩？"

又是沉默不语。

"你如果喜欢那个女孩，为什么不大胆追求呢？"

"我觉得自己的条件不如室友。"

"你条件也不错呀！你不是'三好生'吗？品德好、学习好、身体好，很全面啊！"

"可我家是农村的，门不当，户不对！"

"门当户对是老观念，优秀的女孩不会那么势利，不会都看重金钱地位，而是更看重人品和能力。"

"反正她不会喜欢我。"

"你还没追，怎么知道她不喜欢你？你不妨主动向她表白。"

"她拒绝了怎么办？"

"拒绝了你就可以把她放下了，还可以去追别的女孩。"

"我目前这个样子，哪个女孩会喜欢我啊？"

"如果你老是陷到这件事里出不来，老是心情不好睡不着觉，一直这样下去，不但工作学习会受到很大影响，身体也会垮掉。"

"是啊！我现在就每天昏昏沉沉，真不敢想以后会怎样！"

"你毕业后有何打算？"

"原来想考研究生，已做了些准备，可现在根本学不下去。"

"你的生涯规划很好，一个人没有好的身体和事业，怎么会有好的婚姻和家庭呢？只要每天睡好觉，专心学习，按你原来的基础，考研成功是没有问题的。"

"那我怎么才能不失眠呢？"

"你是学医的，你老实说，睡不着觉到底和床单有没有关系？床单和被褥到底怎么脏了，是粘上细菌了，还是染上病毒了？"

低头不语。

"只要你把这件事彻底放下，重新振作起来，我相信你这么优秀的小伙子，一定会有女孩喜欢你，即使大学期间找不到心上人，将来成为医生，甚至成为专家，还愁没有幸福家庭吗？"

"老师，我懂了，我一定振作起来。"

"你作为医学生，应该学过心理学，相信你能自己解决自己的问题。好了！赶紧回学校准备考研！祝你今晚睡个好觉。"

"谢谢老师！再见！"

这个学生走后没有再来。一年后，他通过电话告诉我他已考取研究生。

在这个案例中，我仍然是运用听和问的技术，引导来访者一步步走出痛苦的深渊。

五、懒散的男生

好多年前，一个十七八岁的小伙子来到我的咨询室，进门就说：

"老师！我这人忒懒，您能给我治治吗？"

"怎么懒了，你能说得具体点儿吗？"

"咳！就是懒散。"

"能说得再具体点儿吗？"

"就是不振作。"

"请再具体点儿。"

"也就是打不起精神！"

"对不起！可能是我没说清楚。我的意思是问你懒的具体表现，在日常生活中表现出的具体行为是什么？"

"啊！就是睡懒觉。"

"能再具体点儿吗？"

"咳！睡懒觉就是睡懒觉！还怎么具体？"

"据我了解，有的同学是因为用功学习睡得晚；有的同学是因为玩游戏到半夜；有的同学是因为失眠睡不着，所以第二天起不来，那你是哪一种呢？"

"我不用功，也不贪玩，也不失眠，就是睡懒觉！"

"那我明白了，你的睡懒觉同睡得早晚没关系。睡懒觉有两种情况：一种是'觉大'，睡不醒，一种是睡醒了不起来，你属于哪种？"

"不好意思，我是第二种。"

"人在睡着了的时候，翻身、咬牙、说梦话，自己都不知道；在清醒的时候，想什么、说什么、做什么，自己都是知道的。那你醒了不起来，通常会想什么、做什么呢？"

"瞎想呗！"

"瞎想什么呢？"

"就是胡思乱想！"

"胡思乱想的是什么呢，能说得具体点儿吗？"

"乱七八糟，什么都想！"

"你最近一次睡懒觉是什么时候？"

"就是昨天！"

"昨天是周末。你几点醒的？"

"说不准，天很亮了，大概七点多吧！"

"几点起来的？"

"估计快十二点了，洗漱完就吃午饭了。"

"七点多刚醒过来，大脑还迷迷瞪瞪，八点钟意识应该完全清醒了；十一点后起床穿衣服的时间就不算了。从八点到十一点，整整三个小时，你已经很清醒了，你胡思乱想了很多，那你主要想些什么呢？"

"乱七八糟的，哪里记得住啊！"

"那我帮你回忆回忆。你作为高中生，可能想和学习有关的问题，比如昨晚一道数学或物理题没做出来，醒后继续想如何解答；也可能想和生活有关的问题，比如要不要洗衣服、理发等；还可能想同人际交往有关的问题，比如给谁打个电话或发个短信什么的；当然也可能想同休闲娱乐有关的问题，比如到哪打球或看电影等。你想了很多很多，谁也不可能都记住，但就是昨天的事，你要说全都忘记了，那你就不诚实了！能告诉我到底想了什么吗？"

（沉默了一会儿。）

"老师！不好意思，我跟您说了吧！我这人没出息。"

"怎么没出息了？"

"我手淫。"

"谢谢你对老师的信任，说出了自己的秘密。你从什么时候开始有这种行为的？"

"初三中考前。"

"第一次是怎么发生的？"

"有一天心里烦，睡不着，偶尔用手一刺激，觉得特兴奋、特舒服，从此就学会了，慢慢形成了习惯。"

"事后你是怎么想的？"

"我觉得特脏，特自责，特后悔！"

"为什么会有这种想法呢？"

"我看到有的书上说'一滴精十滴血'，手淫会伤人的元气，会影响婚姻和性生活。"

"看到这些说法，你又有什么想法呢？"

"我有罪恶感，更加内疚、自责。我老想克服它，改掉这个恶习，可就是改不掉。老师！求求您，救救我！请您无论如何要帮我戒掉手淫恶习。"

"为什么要我救你？这事有那么严重吗？"

"我现在高三了，还有不到一年就要高考了，可我现在整天头昏脑涨，学不下去，而且浑身无力，睡眠也不好，都是这件事把我害的呀！"

"你是担心手淫会影响健康，影响学习吧？"

"不是担心，已经产生严重影响了！"

"你原来身体怎样？"

"原来身体很好，经常打球。"

"现在还打吗？"

"学习那么紧张，哪有时间打球？"

"你去医院检查过身体吗？"

"去看过。"

"医生怎么说？"

"大夫说我身体没什么病，只是有点儿神经衰弱。"

"这神经衰弱是怎么得的？"

"还不都是手淫惹的祸！"

"你通常在什么情况下会手淫？"

"心情烦、学不下去的时候，或者睡不着觉的时候，就忍不住要做。"

"做完了感觉如何？"

"感觉心能静下来，睡眠也好一点儿。可我过后还是后悔、内疚、自责，觉得自己没出息，甚至认为自己很下流、很龌龊。"

"你有没有试着克制自己，尽量不做或少做这件事？"

"试过！可我怎么也控制不住自己，所以才认为自己没出息。老师！我觉得它和吸毒差不多，会上瘾的，一旦染上就很难戒掉，所以才请您给治。"

"你方才说从初三开始，那时你十四五岁，刚进入青春期，性意识开始觉醒，生理上也出现反应，说明你在成长，这不是很正常的吗？"

"可我不该做这种下流事啊！那不成流氓了吗？"

"你当着别人面做这事了吗？"

"那怎么可能？我还不至于那么蠢！"

"有人叫你'流氓'吗？"

"那倒没有。"

"你大概多长时间做一次？"

"以前只是偶尔做做，现在越来越频了，一周就会做两三次。"

"为什么以前做的比较少呢？"

"过去我专心学习，经常打球，心里不烦，睡眠也好，所以很少做。"

"那说明这件事不难克服啊！只要埋头学习功课，经常锻炼身体，不就可以少做或不做了吗？"

"可我现在越做越多了呀！"

"是不是离高考越来越近了，心里有点儿焦躁？"

"是的，最近老是心慌慌的，莫名其妙出汗，睡眠也不好。都是让手淫给闹的！"

"你学习怎么样？"

"我初中时学习很好，所以才能考上现在的重点高中。高一高二也还可以，就是上了高三后，成绩开始下滑，尤其是最近，越来越学不下去，担心高考失败。"

"你能考上重点高中，原来成绩不错，说明你很有实力，高考应该不成问题，你还有什么好担心的呀？"

"我想考名牌大学啊！按我目前的学习效率和成绩，根本不可能！"

"你有理想、有抱负，希望考上名牌大学这很好，但不要过度紧张和焦虑。你最近经常心慌出汗，睡不好觉，都是对高考的焦虑导致的。适度的紧张和焦虑，可使人振奋精神，提高工作和学习效率，但紧张过了头，就会影响健康，影响工作和学习。"

"我不是自己要紧张的，一想到爸爸妈妈和老师对我的期望，一想到将来的前途，我就不由自主地心慌起来了。"

"以后再心慌的时候，可以做做深呼吸，就是腹式呼吸，还可以去打打球、跑跑步或听听音乐。"

"你说的这些方法，我以前做过，还是有些效果的。"

"那以后可以经常做，不过这只是治标不治本的办法，最主要的是要有信心，相信自己的实力，平时多往好处想，多说鼓舞士气、增强信心的话，少说泄气的话，这样你就不会那么紧张了。"

"老师，我今天找您主要是请您帮我解决手淫问题，你怎么转到高考上了？"

"你觉得是手淫影响了学习，还是学不下去了才去手淫？"

"当然是手淫影响学习了！"

"你的看法有一定道理，但不全对。俗话说精满自溢，进入青春期后，就会有性冲动，性能量积累到一定程度就要释放，手淫在青少年中是一种很普遍的现象。按照西方生理学和心理学的研究，适度手淫是一种正常的行为，婚后自然就不需要了。而且精液中大多是水分，只有少量蛋白质，射精不仅对健康无害，甚至还有益于身心健康。手淫的危害主要来自两个方面：一是过于频繁，二是过重的心理负担。我们的传统文化，夸大了手淫的危害，使人产生罪恶感，过分内疚、自责，这才影响了身心健康，影响了工作和学习。"

"可我现在过于频繁了呀！"

"你说得对！凡事都要有度，手淫也和考试焦虑一样，适度有益，过度有害。"

"那我怎么才能做到适度呢？"

"首先要注意时间、地点、场合，这毕竟是隐私，不能被别人发现。二是尽量减少次数。你现在次数增加，是因为临近高考，你难免紧张焦虑，担心考不好，心情烦躁便用手淫来缓解，过后又后悔、自责，这样你就更烦躁，更学不下去，导致成绩下滑，心里就更着急、焦虑，只好再用手淫缓解，如此恶性循环，才导致手淫次数增加。所以我才让你从克服考试焦虑入手，只要你信心增强了，对高考不那么紧张了，你的心情就会好了，心情好了学习效率就会提高，自然就不会老做那种事了。"

"那我还要注意些什么呢？"

"不要看黄色画报和录像；越是学习紧张的时候越要注意锻炼身体，每天跑跑步、打打球，不但有利于睡眠和身体健康，而且可以振奋精神，提高学习效率；当有手淫冲动时，可以做做深呼吸，或想点儿开心的事来转移注意力；实在没控制住，偶尔做一下也无妨，天下原本无事，切莫庸人自扰。"

"老师！今天您让我如释重负，谢谢老师！"

"祝你健康快乐，高考成功！"

当年圣诞节，我收到了一张贺卡，是这个同学寄来的，说他已考取大学。

上面是我一次完整的咨询过程。在这个案例中，我首先采用了心理咨询中的一种谈话技术——具体化。

在咨询工作中，首先要帮助来访者澄清问题，确定咨询目标。

我们经常会碰到一些人的问题过于复杂，像一团乱麻，"剪不断，理还乱"，他们可能自己也不知道原因，就是心情不好。这时，我们就需要同他一起梳理，并通过具体化技术，层层剥笋，一点一点地搞清问题所在。

还有的人对自己的问题很清楚，但涉及隐私，羞于启齿，就会像这位年轻人一样"兜圈子"，这时，咨询师就更应该通过具体化技术来澄清问题，确定咨询目标。

在教育工作和思想政治工作中，我们常说"要一把钥匙开一把锁"，可是在实际工作中，却常常只讲一些空洞的大道理，为这个信念奋斗，为那个理想读书，试图用一把万能钥匙，打开所有问题之锁，这不但无效，还往往遭到青少年的反感。像上面这位中学生的问题，靠通常的说教是不可能解决的。如果只靠说教，那么不要说"隔靴搔痒"，你很可能连靴子都没找到，就开始喋喋不休地说教了，这怎么能不让人生厌呢？这就是学校除了要开政治课和德育课之外，还要设立心理辅导室，开展心理咨询的原因。

在本案例中，我还运用了"苏格拉底提问法"和焦点解决技术，让来访者全面看待手淫这件事和自己的问题，认识到自己观念的不合理，并自己找到解决办法。

手淫困扰在青少年中较为普遍，但并不难解决。曾有学生来信说，他从十几岁就"不幸染上手淫恶习"，怎么也克服不掉，非常痛苦，曾经想自杀，是我的一封回信或一篇文章救了他的命。

当然也有处理不好，真发生悲剧的。多年前，湖南一个农村中学的男生在家中手淫，父亲发现后，不但打了孩子，还向班主任告状，说孩子不学好，在家里"耍流氓"，让老师严厉管教。这位班主任老师也不懂心理学，竟然在全班同学面前点名批评他。他羞愧难当，当天便喝农药自杀了。事发后，这所学校"亡羊补牢"，专门请我去给同学们做心理疏导。

前些年，因为手淫苦恼，通过写信或电话的方式咨询的青少年很多，随着心理学知识的普及，近年来咨询此类问题的人越来越少。

六、痛苦的女孩

二十世纪八十年代，我刚从美国回来不久，经朋友介绍，一对军人夫妇带女儿来我这做咨询。女儿十岁了，个子同母亲一样高，容貌也很漂亮。

在这对夫妇来之前，他们通过电话向我介绍了基本情况。女儿在家里同妈妈以及爷爷奶奶、外公外婆的关系都很好，就是同父亲"过不去"，不是骂就是打。她会时不时踢爸爸一脚，要不然就上去揪爸爸头发。如果不让她这样做，她便又哭又闹，甚至在地板上打滚，蛮不讲理。闹得爸爸在家无法休息，更无法工作。家里人都感觉很奇怪，她为什么这么大了还不懂事。

他们一家三口来到我的办公室。简单寒暄后，我们进入了咨询室。

母亲先开口说："今天来您这儿，主要是解决他们的父女关系问题。"

我说："那就请女儿先说吧！"

女孩从书包里拿出一个塑料皮的日记本，扔给我说："你自己看吧！"

我打开一看，发现每篇日记都是骂他爸爸的话：

"你这个黑心狼！"

"你好狠毒啊！"

"你怎么这么冷酷无情啊！"

"你可真残暴啊！"

"你今天又折磨我、虐待我了！"

每页都有诸如此类的文字。

我看后第一个想到的是：估计是继父虐待养女，要不就是父亲脾气不好，可能有家暴行为，经常打骂孩子。

我请孩子父母到外面的房间。通过简短交谈，我了解到二人是亲生父女，不但父亲没有打骂过女儿，而且他对女儿很娇惯。母亲甚至说："都是让他给宠坏的！"

我让孩子父母在外面的房间休息，我回到里面的咨询室，温和地对女孩说：

"你在日记里写你爸爸冷酷无情，经常折磨你、虐待你，你能不能举个例子，说说他是怎么折磨你、虐待你的？"

"太多了！他哪天不折磨我、虐待我啊？"

"那你就拣最严重、最让你忍无可忍的事来说，特别是要说说最近几天刚发生的折磨你、虐待你的事件。"

"那可太多了！就说昨天吧！我和几个同学回家，走到小区门口，他下班回来明明看见我了，也不抱我，也不亲我，这不是折磨我、虐待我吗？"

我忍不住笑着说："这就折磨你、虐待你了？你多大了？"

她立刻涨红脸，站起来把门一摔，到外间拉起妈妈说："走吧！走吧！不咨询了！"

父母只好同我说声"抱歉"，无可奈何地跟女儿走了。

到家后，父亲来电话说："真不好意思，女儿太不懂事！她一出您办公室就开始骂我，一出你们校门，就开始踢我打我，折腾了一路。"

"骂你什么了？"

"什么破咨询，简直是狼狈为奸！"

"啊，不但骂你，连我也一块儿骂了。"

第一次咨询就这样不欢而散了。我反复思考此次咨询失败的原因。

罗杰斯提出过使咨询有效的三个充分必要条件，其中的第一条是真诚。我觉得自己谈话时很真诚，我真的是那么想的，也就那么说了。其实，我当时还有很多话，只是没来得及讲。我本来还想说："你都这么大了，个头都快超过妈妈了，怎么还能老让爸爸抱呢？爸爸工作很辛苦，上了一天班已经很累了，作为一个懂事的女儿，应该主动迎上去，跟爸爸打招呼，把爸爸的文件包接过来，回到家给爸爸拿双拖鞋或倒杯茶，让爸爸休息一下，那才是乖女儿。"

可再一想，类似这样的话，爷爷奶奶、姥姥姥爷可能语重心长地对她讲过无数次了，说不定邻居大妈都比我讲得好。要是有效，问题不早就解决了吗？

在人际交往中，真诚必须以不伤害人为前提。鲁迅先生在一篇杂文中指出了真诚伤人的可能性。文章的大意是说，一个孩子刚过满月或周岁，亲戚朋友们前来祝贺，都说了一些令主人高兴的话，比如孩子将来会"发大财""当大官"等吉祥话，都是些言不由衷的假话。一位客人说了句千真万确的大实话："你这个孩子早晚是要死的！"结果，其他来宾都被主人邀请坐下来喝酒，只有这位说真话的客人被主人赶走了。

季羡林老先生凭多年人生阅历，得出的结论是："假话全不说，真话不全说。"可谓精辟之至！

罗杰斯提出的三个充分必要条件，缺一不可。在咨询过程中只有真诚一条是不够的，还要通过共情或同理心，接纳和尊重来访者，也就是要做到通情和无条件积极关注。遗憾的是这两个原则我都违背了。我既没有理解更没有接纳这个女孩，我把她当作一个正常的女孩去要求了，可正常的女孩，父母怎么会带她来咨询呢？对于这个女孩来说，父亲不抱她、不亲她，她或许真的感觉非常痛苦，可我完全没能给予她理解。这就是第一次咨询失败的原因。

经过一番动员，家长带女孩第二次来咨询。

我在对他们全家表示欢迎后，首先向女孩道歉：

"对不起！上次是我不好，你还没说完，就让我给打断了。这次让爸爸妈妈也坐这儿，咱们从头来，你慢慢说，我一定认真听，你还是说说爸爸是怎么折磨你、虐待你的。"

"上个学期末家长会，老师点名表扬我了，他都不抱我、不亲我！"

"嗯，你觉得爸爸不够爱你，你很生气。还有吗？请再举个例子。"

"我每天写完作业，特希望爸爸能抱抱我、亲亲我，他就是不做！"

"每次你都会觉得他太冷酷无情，是在折磨你、虐待你。请继续讲，还有吗？"

她不耐烦地回答："这还不够啊？"

我皱起眉头，带着很痛苦的表情说："我明白了，是不是每次爸爸不抱你、不亲你，你就特别难受、特别痛苦？"

她立刻说："是！我特难受、特痛苦！"

"我理解你的心情，你很渴望得到爸爸的爱。你觉得爸爸不爱你吗？"

"我觉得他不爱我。"

"你小时候他就不爱你吗？"

"幼儿园的时候还行。"

"那时候他是怎么爱你的呀？"

"他经常抱我、亲我，送我、接我，陪我玩，给我讲故事，给我买玩具和好吃的。"

"你上幼儿园前，爸爸不爱你吗？"

"那时候他也很爱我。听妈妈和爷爷、奶奶、姥姥、姥爷说，我小时候，爸爸特别喜欢我，经常抱着我亲个不停，还说我是他的心肝宝贝，是他的小棉袄。"

"那他从什么时候开始不爱你了呢？"

"自从上了小学，我就觉得他越来越不爱我了。"

"你出生时有多重啊？"

"听妈妈说，我出生时只有六斤多！"

"那你爸爸抱起来一定很轻松！你现在身高、体重是多少？"

"我虽然个子长得高，一米六了，但我并不胖，还不到一百斤。"

"一百斤你老爸抱起来也很吃力啊！"

"那他可以亲我呀！"

"你上小学后，爸爸一次都没亲过你吗？"

"只是偶尔亲过。"

"什么时候亲过？"

"每年我过生日时他会亲我，还有考了第一名的时候，他也会抱抱我、亲亲我。"

"那说明他还是爱你的呀！"

"可是我不能老过生日、老考第一呀？大部分时间，他还是不爱我！"

"你爸爸原来做什么工作，现在做什么工作？他是过去更忙，还是现在更忙？"

"他原来是一般干部，现在是研究室主任，当然是现在更忙了！"

"你能说说他怎么忙吗？"

"以前下班就回家，很少加班，现在他不但经常加班，晚上回到家还要工作，每天睡得很晚，有时周末和节假日都不休息。"

"你爸爸当了领导还真的很忙、很辛苦。你有没有觉得爸爸有点儿变老了？"

"我发现他有几根白头发了，都是工作给累的！"

"看来你很有孝心，能体谅爸爸的辛苦。你看爸爸都被你感动得要流泪了，你可不可以对爸爸说一声辛苦了？"

"爸爸！您辛苦了！"

爸爸回应："谢谢宝贝！爸爸不辛苦。"

"你能说说上小学后爸爸爱你的表现吗？"

"我刚才不是说了吗？只有考第一他才爱我。"

"最近几年爸爸从来没带你出去玩过吗？"

"只是偶尔全家一块出去玩，比过去少多了！"

"你生病的时候，他是怎么做的呀？"

"当然会送我去医院，背我上下楼。"

"那是爱你吗？"

"就算是吧！"

"你再好好想想，还有什么事说明他爱你？"

她想了一会儿才说："有一天很热，我特想吃冰激凌，我爸爸上了一天班，虽然很累了，还是跑到很远的超市给我买了一桶，这说明他爱我吧？"

"你觉得呢？"

"我觉得应该算。"

"你再想想，应该还有。"

她接着讲了许多生活小事，最后自己得出结论："原来爸爸还是很爱我的！"

"那你为什么还要骂他、打他、踢他、揪他头发呢？"

"我就是想让他注意我，多关心我！"

"你爸爸在什么情况下，才会注意你、夸奖你呢？"

"每当我考了一百分或前三名时，或者帮妈妈干了家务活时，或者照顾了爷爷、奶奶、姥姥、姥爷时，爸爸就会夸奖我，表扬我。"

"那你可以经常这样做啊！"

"可我还是希望爸爸给我更多的爱，我是不是太贪娄了？"

"那你可以主动抱抱爸爸、亲亲爸爸呀！只是不要打搅爸爸工作。"

"我以后会注意，不在爸爸工作时打搅他。"

"你是女孩子，年龄大了，个子也高了，老让爸爸抱啊亲啊，同学们会笑话你没长大。以后你可以让妈妈多陪你，有悄悄话，你可以对妈妈说，好多女人的秘密爸爸是不懂的。"

妈妈插话："对呀！前几天你在学校厕所看到有同学流血了，你不是很害怕，问我是怎么回事吗？当时正忙，没回答你，今晚回家我给你好好讲讲，告诉你以后碰到这种情况该怎么办。"

爸爸接着说："我这几年确实因为工作太忙，对你关心不够，我真不知道会让你这么痛苦！以后爸爸一定注意，尽量抽更多时间陪你。"

我接着说："好了！不开心的事讨论得差不多了，下面说点儿开心事吧！爸爸妈妈对女儿的哪些方面还比较满意啊？"

爸爸抢先说："那可太多了！这孩子从小聪明伶俐，不但能歌善舞，学习也很好，还是班干部，学校老师和同学都很喜欢她，我很为她骄傲！"

母亲补充道："她不但喜欢看书，还经常帮我做家务，对爷爷、奶奶、外公、外婆也很孝顺，她常去看望他们，陪他们聊天，逗他们开心。"

我拍拍女孩肩膀："真是个好女儿！你们的家庭很幸福啊！我们今天就聊到这。来，跟爸爸妈妈拥抱一下！"

一家三口相互拥抱，对我表示感谢。

咨询结束，妈妈把女儿带到外面的房间。父亲单独留下来说："我以前在别处咨询过，专家说我女儿有恋父情结，需要做精神分析，而且可能要做多次。"

我说："恋父、恋母的情况可能确实存在，要不怎么会有'老少配'呢？但千万不要随便给孩子戴上'恋父''恋母'的帽子。回去后，倘若她再无理取闹、打搅你休息和工作，你就躲开她。什么时候她表现好了，自己看书、学习，自己玩或看电视，你可以主动过去，摸摸她的小脑袋，拉拉她的小手或拍拍她的肩膀，偶尔也可以抱抱、亲亲她，观察一段，如果还不见效，再去做精神分析不迟。"

几个月后，父亲来电话说，孩子再没有发生以前那种无理取闹的行为。

上述几个咨询案例，我都没有花费很多时间去寻找原因或追究原生家庭的问题，更没有给来访者贴上"抑郁症""强迫症"或"恋父""恋母"等标签，而是聚焦于解决问题，通过阴阳辩证疏导的方法，促使来访者走出心理困扰。

第十五章　团体疏导的案例

一、大学工作坊

阴阳辩证疗法特别适用于团体咨询，尤其适合在心理健康课堂上采用。但此时我们不将其称作"疗法"或"治疗"，而是称作"阴阳辩证疏导"或"阴阳辩证辅导"。

下面介绍的是我在北京某重点大学举办的一次主题为"阴阳辩证，内心和谐"的工作坊实况。工作坊不是"上大课"，更不是作报告，而是师生互动，学员互动，以讨论为主的。在工作坊中，我们做案例分析、角色扮演和各种练习，强调理论联系实际，注重实效。

那是个周五的晚上。那次的会场是一个大阶梯教室，有很多人，座位边的过道都站满了人。

我首先用投影显示了太极图，并对阴阳辩证理论做了简单阐述，重点讲了阴阳四论和六句箴言，然后请同学们活学活用，联系实际进行讨论。

一位男生问："老师！您说'不好中有好''这方面不

好那方面好'，我很难理解。我家在农村，我的母亲患病多年，我的父亲不久前又因车祸骨折住院了，生活十分困难。我的学费都成了大问题，打算退学回去养家了，您能说说这也有什么好的吗？"

我让同学们就他的问题发表看法。

一位同学说："你的境遇的确令人同情。人们常说祸不单行，你们家真可谓是雪上加霜，让我想起了一个犹太谚语：'如果断了一条腿，你就应该感谢上帝不曾折断你的两条腿；如果断了两条腿，你就应该感谢上帝不曾折断你的脖子；如果断了脖子，那也就没什么好担忧的了。'我相信你们家的情况不是个别的，不但社会上会有更凄惨的家庭，就是学校里也可能有比你更困难的同学。"

另一位同学接着说："天无绝人之路，没有过不去的火焰山！无论碰到多大困难，一定要咬牙坚持住！现在农村应该有了医保。如果你看不起病，政府不会不管，亲友乡邻也会提供相助，必要时，你还可以向社会募捐，或向慈善组织求助。你的学费可以通过贷款解决，或申请助学金。办法总会有的。个人努把力，也是有可能获得奖学金的。"

第三位同学说："说到好的方面，我想还真的不少。你的身体看起来不错。你孝顺父母、有责任感，说明你的品德也很好。你出生在偏僻乡村、父母又无文化，按现在流行的说法，你早就'输在了起跑线上'，但你竟然能从这样的家庭考到北京名牌大学，说明你比大城市条件优越家庭的孩子更聪明。你在人生起点上比别人落后很多，但能考入咱们这所百年名校，说明你已经追入'先进者'的行列，一定是你更努力、更勤奋的结果。一棵贫瘠土壤上成长起来的'野草'，若无顽强的生命力，怎么可能与生长在良田沃土、备受呵护的'家花'齐头并进呢？"

会场顿时响起掌声。

第四位同学进一步做了补充："贫穷是你的财富。艰苦的生活磨炼了你的意志，使你更能吃苦耐劳，对挫折的承受力更强，这是你求职的优势。只要你渡过眼前的难关，熬到大学毕业，找到了工作，一切都会好起来的。'牛奶会有的，面包会有的，房子会有的，车子会有的，媳妇会有的，孩子也会有的。'到那时，你把父母接进城，让他们颐养天年，含饴弄孙，享受天伦之乐，不是更好地养家吗？"

场内掌声更加热烈。

掌声停后，我接着说："这几位同学讲得都很好，相信对你会有启发。祝你早日摆脱困境，将来事业大成，阖家幸福！"

提问的学生眼带泪花激动地说："谢谢老师！谢谢同学们！"

我说："谢谢方才发言的同学是应该的，谢我就不必了。你的问题就讨论到这里。今天教室里有许多考研的同学，刚刚知道结果，几家欢喜几家愁。接下来请大家就考研话题进行讨论。"

一位同学说："老师，我考研落榜了，心里很烦，觉得前途无望。请您帮帮我吧！"

我笑着回答："难怪你无精打采、垂头丧气的。落榜了好啊！来，握握手，祝贺祝贺你！"

他很不理解："老师！您怎么拿我寻开心哪？人家够难受的了！"

我说："不是拿你寻开心，考不上研究生真的很好，我是诚心诚意地祝贺你！"

他更不理解："老师，您说的这叫什么话！怎么考不上还好啊？"

我回答："你去想，好好想，使劲想，一定有！这是对你智商和情商的考验。下面，请所有落榜的同学讨论考不上研究生有什么好处。"

场内沉默了一会，有人试探着说："考不上研究生就必须工作，就把那个位子占了，等他们过三年再来就满编了，或遇到金融危机找不到工作了。我工作几年业务熟练了，经验丰富了，说不定会被提拔为部门小负责人，他们即使被录用，也可能分到我手下了。"

大家一听很有道理！于是纷纷起来补充。

这个同学说："一工作钱包就鼓起来了，读研究生太穷了。"

那个同学说："不读研，早工作，可减轻家庭负担，对父母尽点儿孝心。"

还有人说："早去工作单位，赶上末班车，赶上最后一次分房，没准儿还能弄一套便宜的福利房。近年来房价不断上涨，他们毕业就快三十岁了，结婚就买不起房了。"

一个女同学说："考不上研究生，找朋友好找。中国就这文化，什么都要'男高女低'，年龄、身高、学历、级别、收入等，男的高女的低，都觉得挺和谐，女的高男的低，大家都觉得怪怪的，挺别扭。你说'我不怕，我肯低就'，可是男生不肯'高攀'啊！你自己爬到顶，就成'孤家寡人'了，'高处不胜寒'啊！还是适可而止吧，上下一大串，左右一大片，任你挑任你选，多好啊！"

大家你一句我一句的，越讨论越开心，嘻嘻哈哈，头抬起来了，眉毛也舒展开来了。

可是那些考上的同学又开始皱眉头了，一位坐在前排的同学说："老师啊！您怎么不早点儿组织讨论啊？早知道这样我们就不考了！"

我说："别急！下面就该你们了，让他们休息，现在请你们考取的同学讨论，题目是考上研究生有什么好处。"

大家七嘴八舌，讨论得也很热烈。他们从长远发展角度分析了读硕士、博士后，学历高有利于竞争的多方面优势，比如有机会进入高校和科研单位工作等。

随后，我就考研问题做了简短总结："对考取的同学，我向你们表示祝贺！对落榜的同学，我同样向你们表示祝贺！成功的路不只一条嘛！这叫什么？这就是无条件正面关注！多看积极的方面，考上的看考上的好处，没考上的看没考上的好处。当然，如果你要再考，我也全力支持，但是有的人就是考几年也可能考不上啊！那又何必浪费宝贵年华呢？想想考不上也有好处，不就心安理得了吗？"

场内再次响起掌声。

接下来，我提供了一个案例让同学们讨论。

一个小伙子，已经读大学四年级了。他来到我这儿的时候愁眉苦脸，眉头紧锁，看起来非常痛苦。他耷拉着脑袋，也不怎么说话，就是觉得烦，觉得没意思，活着没劲，痛苦至极。

我问他："你从小就这样吗？"

"那当然不是了，小时候不这样。小学中学都还不错，那时候整天就知道学习，别的什么都不想。"

我又问："你刚上大学的时候是这样吗？"

"那也不是，来北京进了重点大学，还是挺高兴的。"

后来谈着谈着，我发现有一个转折点使他心情变坏。在大学二年级下学期，全班同学集体出去玩，到郊区爬山，大家都很高兴。班上有一个女孩，个子不高，瘦瘦小小的，挺苗条，挺漂亮，而且能歌善舞，活泼开朗，是同学们公认的校花。她在山上蹦蹦跳跳，一不小心就把脚给崴了。

我的这个来访者呢，是一个很朴实的小伙子，从外地乡下考过来的，乐于助人，就主动提出背女孩下山，结果被女孩拒绝了。对此他也没在意。可是，过了一会儿，班上另一个男生来要背她，结果"白雪公主"高高兴兴地让那个"白马王子"给背下去了。

讲到这里，我对在场的同学们说："现在请大家闭上眼睛体会体会，此时此地，如果你碰到了这么一个尴尬的场面，你会有何想法，然后谈谈你的感受和体会。"

学生们七嘴八舌，有的说："我觉得这件事情没有什么，她愿意让谁背就让谁背，谁背谁累！反正我尽到心意了，不让我背就拉倒！要是真让我背了，我说不定会腰酸背疼。"

一个男生问："老师！是实话实说吗？"

我回答说："对！现在咱们就是《实话实说》节目，我扮演崔永元，做主持人，你们就是我请来的嘉宾。"

小伙子笑着说："要实话实说啊，我碰到这种事还真会觉得不舒服。感觉挺别扭、窝火的，反正浑身不得劲儿，不痛快。"

我说："很多年轻人都会有你这种感受。"

（这时会场后面传过来一张纸条。）

我接过来说："这里有个字条，我来念念。'这种事情挺伤人的，如果我碰到这种事，可能就活不起了。'"

我相信这位同学不是开玩笑，如果是开玩笑，他会说："老师啊！要碰到这事儿，我就从悬崖上跳下去了！"这样的话，我都不拉他，我知道他是说着玩的，他不会跳，因为他是个很开朗的人。可写字条这位同学，连站起来说的勇气都没有，真遇到这种情况他可能会非常痛苦！

接下来我对这个来访者的痛苦做了详细描述：

这个男生当时就没心情玩了，闷闷不乐，回来后老想："为什么我要背，她不让，而那个男生要背，她就让了呢？"

于是他不停地找原因：第一，自己长得不如人家。人家个子高，长得帅。其实，我这个来访者长得也不错，结结实实的一个小伙子。第二，人家多才多艺。吹拉弹唱，打球、照相，"卡拉OK"，他什么都会！自己则笨手笨脚、呆头呆脑的。第三，人家出生在知识分子家庭，读书多，知识渊博。古今中外的名著，什么《基督山伯爵》，什么《高老头》，他侃起来一套一套的，而自己是"乡下佬""土老帽"，插不上嘴，只能傻傻地在一边听，因为进入大学前就只读那些中小学的课本了，别的一概不知道。第四，人家是"高富帅"，兜里有很多钱，经常请女孩看电影，或者出去"撮一顿"，自己则囊中羞涩，同学生日聚会都不好意思参加。第五，自己是外地的农村户口，将来很难留在北京，考研也不大有希望，想出国的话，外语又不行。

后来他越想越多。到北京来上大学，他原本挺高兴的，他过去的中小学同学都很羡慕。可是两年之后，当他回家与老同学聚会时，同学中有上了大学的，也有没上大学的，本来上了大学的应该扬扬得意，"令人高看一眼"，但出乎意料的是，班上原来那些学习很差的、根本就考不上大学的同学，现在做生意、成为小老板了，有钱了，人家张罗着请客，他这个穷学生反倒自惭形秽。

餐桌上，大家聊起来，问他将来毕业了干什么，能留北京吗？他说留北京比较难，不但无法解决户口问题，更买不起房子。一位同学说："实在找不到工作，到我公司来吧！你是当年咱们班里的佼佼者，文笔好。你来我们公司搞文宣吧！要不给我做秘书吧！"他越听越别扭，心里想："当年我是学习好的，我是看不起他的，可读完大学了还得给他打工！"

他越想越不是滋味，觉得"这个大学上得没劲"，活着没意思，所以整天愁眉苦脸，唉声叹气，也不理人，也不上课，整个精神就垮下来了，最后毕不了业。

我将故事背景介绍完，请同学们继续讨论这个案例："碰到这种情况，你有什么办法解脱，怎么走出来？"

一个小伙子说："老师啊，碰到这种事情憋得难受，我得骂人！"

"你骂谁啊？"我问。

"骂那俩！"

"哪俩？"

"那个背人的和被背的，我一块儿骂！"

"你当面骂吗？"

"嗯，那倒不会！还不至于那么没教养，回去骂，当着我的哥儿们骂。"

"你骂什么呀？"

"也不能骂什么太难听的，骂他们'不要脸'！"

"我没听懂。她让他背了，他俩都不要脸。如果让你背了呢，是不是你们俩就都要脸啊？"

"老师！我知道骂人不对，不过我就这脾气，不骂我憋得难受！"

"那你这几个哥儿们必须都是铁哥儿们，不会出卖你！但是有时候很难保证。你俩关系不错，他俩关系也不错，他告诉对方了，结果人家学'秋菊打官司'，不依不饶地让你给个说法，'我们怎么不要脸了？'，你就会很被动。所以最好还是不要骂人。心里堵得慌，很郁闷，可以在没人的地方喊一喊，或跟人聊一聊，也可以跟对方沟通。实在要骂，也只能在心里骂，在没人的地方偷偷骂。"

又一位小伙子对方才那位男生说："怎么能骂人呢？人家又没招你，没惹你！"

我问这位小伙子："那你有什么更好的方法呀？"

"碰到这种情况，我得找那个女生说道说道，问问她为什么不让我背？不能就这么完了。"

随后，我们在教室里搞了一场角色扮演，请这位同学当场演练了一下。

我高声问："哪位女生愿意配合，扮演那个女孩？"

一位女生立刻举手，站起来大声喊："老师，我来！"

我指着这个女生对那个男生说："咱们叫她小芳吧。她很漂亮，是你们的校花。她拒绝了你，让另一个男生背了。现在你怎么去跟她沟通，怎么跟她说呢？"

男生想了想，对女生说："小芳！怎么回事啊？为什么我要背你，你不让我背，他要背你，你就让他背啊？你伤了我的自尊，你让我好郁闷啊！"他学小品演员宋丹丹，用东北话的腔调说："伤自尊了！"

然后他进一步调侃："是不是你这个千金小姐认为哥儿们我背不动你啊，你有一千斤吗？咱哥儿们有把子力气，让我来试试，看我能不能背动你！"

我插话说："'千金小姐'这个词可不要乱用。如果人家是个'胖妞'，每天为减肥烦恼，你见面就喊'千金小姐'，人家非跟你急了不可。不过你用在这位瘦小苗条的校花身上，就是幽默。本来在好多同学面前，你被校花拒绝了，你觉得很别扭、没面子，但是你这么一调侃，被动的就是那个女孩啦！大家都转向她了，'嗡嗡'地起哄，这时候，女孩是不是就有点儿尴尬了？好了，现在该女孩来应对了。"

女生："哥儿们啊，想哪儿去了？这可不是个力学问题！不是有劲、没劲的问题！"

男生："不是力学问题，那是什么问题啊？"

女生："这不是一个心理学问题嘛！"

男生："哎！它怎么就成了心理学问题呢？"

女生："这你都不懂啊？"

男生："我不懂！"

女生："不懂回家想去！慢慢想。"

男生："不行！我这人脑子笨，想不明白，回去我睡不着。你现在就告诉我，到底怎么回事？要不给我个说法，我跟你没完！"

女生："想不明白啊，那我告诉你吧！得悄悄说，别让他们听见了。咳，傻哥儿们！你怎么不懂啊？我不是心疼你吗，人家不是舍不得你嘛！"

男生："原来如此啊！谢谢你！好开心啊！不难受了。"

我当场做了点评："你看，双方这么一调侃，矛盾消除了，这就是幽默的力量！以后见面，该打招呼的时候打招呼，该说话的时候说话，还可以继续做好朋友。要不然，你不但自己郁闷，两个人关系还会越来越紧张。你也不理我，我也不理你。大家看，同样是不让你背，如果你认为对方是看不起你，你就会难受，如果你认为对方是心疼你，你就会开心。"

一位男生急不可耐地说："老师！她那是开玩笑，实际上她根本不是那个意思！"

一位女生接上来说："你们男生真有意思！怎么会那么想？如果我脚崴了，刚开始，你们哪个男生来背，我都会拒绝。那不是'男女有别'，不好意思吗？我会想揉一揉，歇一会儿，然后自己走。可是后来实在疼得太厉害了，真走不动了，这时，那个男生来了，我就让他背了，若你这时来背我，我也会让你背的。"

我插了一句："大家看这位女同学的解释多么合理，这种可能性非常大吧？"

许多人频频点头，场内的气氛更加热烈。

又一位女生接上说："你们要背校花很容易！你可以跟着走，那个帅哥总有累的时候，等他满头大汗、气喘吁吁了，你可以说：'哥儿们！你累了，我来换换！'如果我是那位女生，我会悄悄对帅哥说：'快把我放下来，方才没让他背，他肯定有想法了，回去不一定怎么说呢！'我相信那位帅哥不会'把住不放'，说'这是本人专利，概不转让'，那不成猪八戒了。"

同学们哄堂大笑。

一位男生一本正经地说："以后碰到这种情况，我们男生可以排队，一百米一个，你背完我背，我背完他背，轮着过把瘾，回去都做个好梦！"

同学们大笑着鼓掌。

讨论来，讨论去，同学们得出的结论是："天下本无事，庸人自扰之。烦恼都是自寻的！"

最后，我问大家还有什么问题，一位同学高声说："老师！您不觉得您这种阴阳辩证疗法，和'吃不到葡萄说葡萄酸'的'精神胜利法'差不多吗？"

于是，我针对这位同学的质疑，用改编后的《伊索寓言》——"狐狸与葡萄"的故事，结束了两个小时的工作坊。

课后，一位看起来年龄比我大得多的老先生走过来说："您这堂课对我很有启发。我教了一辈子哲学，学生不爱学，认为哲学没有用。看来如果像您这么紧密联系生活实际讲哲学，学生就爱听了。"简短交流后，我得知他是该校著名哲学教授，看到讲座的海报，进来听了全场。大师这种谦逊好学的精神令我感佩不已。

二、中学一堂课

自二十世纪九十年代初开始，我先后承接了国家第八个五年计划、第九个五年计划、第十个五年计划教育部重点课题"儿童青少年心理健康与心理咨询研究""中小学心理健康教育课程开发""大中小学生心理健康测评系统研发"，在全国设立了许多实验学校。

　　新学年开学的第一天清早，我去北京郊区的一所中学，参加课题实验学校挂牌仪式。仪式结束后，利用学生早自习时间，我同主管校长、政教主任和几位老师，就如何开展课题研究进行座谈。

　　一位年轻教师说："我们只会讲文化课，没上过心理课，您能不能给学生讲一次，让我们看看心理课怎么上。"

　　我问什么时候上，校长说："您很忙，难得来一次，就今天第一节课上吧！"

　　我又问给哪个班上，有的说高一四班，有的说高二四班，几位老师边说边笑，还相互挤眼睛做暗示。我很奇怪，再次问到底给哪个班上。

　　校长笑着回答："他们说的都对，暑假前的高一四班，就是开学后的高二四班。"

　　我觉得这里一定有名堂，就说："心理课不是讲心理学知识，你们希望我这堂课解决点什么问题？"

　　经过老师们七嘴八舌地介绍，我才搞清其中的奥秘。

　　原来这个班是全校有名的"乱班"。在对前一年中考录取的新生分班时，不知什么原因，把"文体能人"都分到高一四班了。几个会打球、唱歌、跳舞的高手特别能折腾，他们上课说话、下课打闹，他们宿舍的卫生一塌糊涂，被子不叠，臭鞋、臭袜子乱扔。在他们几个的带领下，教室里总是乱哄哄的，学生们无法正常上课和自习。第二个学期，这个班换了一位班主任，但情况依然没有好转。一些老师建议将这个班解散，把几个能闹的学生分到不同班。经过校务会讨论，期末放假前，教导主任到班上宣布了分班决定和名单。出乎意料的是，在这个决定被宣布后，学生们立刻"炸了营"，纷纷反对学校的决定，最后竟然发展到集体去校长办公室请愿，强烈要求校长"收回成命"，否则他们就要静坐罢课。事情闹大了，甚至惊动了教育局，县委领导指示"稳定是大局，还是别分了"，才将事件平息下来。今天是开学第一天，老师们都不愿去这个班上课，就把这个难题交给了我。

我问带头闹事的是谁，老师们回答说：一个篮球队长，一个足球队长。

情况刚了解到这里，第一节课的预备铃就响了。在校长和几位老师的陪同下，我边往教室走，边想这节课该如何上。到了教室，老师们坐下后，校长简短地向同学们介绍了我，我便登上了讲台。

我的开场白是：

"同学们好！大家早晨刚刚参加了心理健康教育实验学校的挂牌仪式，我是这个课题的负责人，所以从今天开始，我就成为你们学校的一位老师。既然是老师，就要给同学们上课。第一堂课，校长把我带到你们高二四班，我想你们班一定与众不同。方才校长已经介绍了我，现在我需要了解一下你们。首先请同学们说说咱们班有什么优势，有什么过人之处。"

同学们立刻哄堂大笑，连声不停地说："我们是乱班！是全校最差的班！"

我说："不会吧！校长怎么可能把客人带到最差的班呢？那不是让自己丢脸吗？难道咱们班什么都不如别的班吗？"

"当然不是了！"

"那就请同学们说说，咱们高二四班哪些方面比其他班强！不用举手，更不用起立，大家坐在下边七嘴八舌就行！"

果然是个过分活跃的班级，教室里一片乱哄哄。

"我们班篮球最厉害！没有哪个班能打过我们！"

"我们班足球更厉害！踢遍全县无敌手！"

"我们班唱歌、跳舞都很棒！每次代表学校外出比赛都获大奖！"

我竖起大拇指并高声说："难怪我第一天来学校，校长就把我带到你们班，原来咱们高二四班是全校最棒的呀！来！大家一起为咱们班鼓鼓掌！"

教室里响起热烈的掌声。我接着说："我唱歌、跳舞不行，但我喜欢打篮球，咱们班谁是篮球队队长，能认识一下吗？"

最后一排个子最高的男生站起来低声说："老师，是我！"

"哇！你身高有一米九了吧？"

"差不多！"

"你在场上打什么位置？"

"中锋！"

"你最崇拜哪个球星啊？"

"NBA的乔丹。"

"我也喜欢他，我儿子更喜欢他！你能给我讲讲自己打得最好的一场球吗？"

"上学期同高二一班那场比赛，我投了两个三分球，扣了三个蓝，盖了两个'帽'，一个人得了18分，太过瘾了！"

"我下次来，如果赶上你们的比赛，一定前去观战，看你们的精彩表演。谢谢你！请坐！咱们班足球也很厉害，那就请足球队长起立，让我们也认识一下！"

教室中间一位个子不高但身体很壮的男生站了起来。

"你是队长，你踢什么位置？"

"报告老师！我踢前锋！"

"说说你哪场球踢得最过瘾！"

"暑假前同高一三班那场，我在中线附近接过后卫传给我的球，连过了对方三位防守队员，一脚劲射，守门员还没来得及反应，球便入了网，那场球我一个人就进了两球。不是吹的，他们哪里是我们的对手啊！"

我再次竖起大拇指，高声说："下次赶上你们比赛，我一定去为你们站角助威！请大家为两位队长鼓掌！"

教室内再次响起热烈的掌声。

我接着说："咱们班确实名不虚传，能人多多，优点很突出。那咱们班还有没有什么缺点，有没有不大令你们满意的方面呢？"

同学们又是一阵哄堂大笑："老师！不是告诉你了吗？我们是'乱班'，毛病太多了！"

"请同学们说说看，都有什么问题！"

又是一阵七嘴八舌：

"我们班纪律最差！"

"我们班上课乱讲话！"

"我们班下课经常打闹！"

"哪个老师都不愿给我们班上课！"

"我们班教室和宿舍卫生最差！"

"我们班每次卫生检查都不合格。"

我提高嗓门问："还有吗？"

"还有比这更严重的啊！"

我假装不知："有什么能比这更严重呢？"

"我们还闹过事！"

我继续装糊涂："什么事？"

"闹事！"

"什么意思？闹什么事？"

"我们去校长那里请愿了！"

"请愿！为什么请愿？"

"学校要把我们班拆散，我们不同意，所以去找校长请愿。"

"去了多少人？"

"全班都去了，一个没落下！"

"啊！你们班还真够团结的！这是谁组织的呀？是班长还是团支书？"

两位队长站起来说："不好意思，是我们俩带的头。"

我笑着说："二位队长不但球打得好、踢得好，还有很强的组织领导能力，竟然能把全班同学都带动起来，一起去校长那请愿。"

"教授，我们错了！"

"知错改错就是好同志！请坐！不过这件事说明你们俩具有某种领袖的人格魅力，克林顿当年读中学时就是学生社团领袖。"

同学们自发地鼓起了掌。

我继续说："看来咱们班优点很突出，缺点也很突出。优点请同学们继续保持，并在今后发扬光大！至于缺点，我帮大家梳理一下，主要是纪律太差，卫生不好和聚众闹事三个问题。"

我看了看手表，接着说："这节课时间过去一半了，今天我们不可能解决所有问题，请同学们议一议，我们首先解决哪个问题？"

大家议论纷纷，有的说："闹事问题最严重，应该首先解决！"

立刻有人反驳："我们不就闹那么一次吗？只要不分班，我们就不会再请愿了！"

有人起来响应："对对对，只要不分班，就不会闹了。"

一个男生说："卫生也没那么重要，不合格就不合格，管它呢！当务之急是纪律问题，已经高二了，再这么下去，还怎么考大学呀？"

不少同学鼓掌支持他的意见。

我总结说："看来多数同学主张首先解决纪律问题，我也赞成这个意见。纪律包括课上纪律和课下纪律，那我们先解决哪个呢？"

讲台下异口同声："当然是课上纪律！"

"有没有不同意见？如果大家没有不同意见，我们就先解决这个问题。那课堂纪律不好主要是什么问题呀？"

"上课乱说话！"

"课堂上有些话是可以说的，比如回答老师问题或有问题问老师，就应该说话；还有上自习的时候，同桌低声讨论课业问题，只要不影响他人，也是可以的。只有两类话不能说，一是上课不要说与学习无关的话，二是不要高声说话。就这么两条要求，大家能不能做到？"

"能！"场内多数人回答。

"声音不够响亮，说明决心不大，到底能不能做到？"

我高声问。

"能！"声音比方才大多了。

"有没有同学刚才没吭声，认为自己做不到的请举下手！"

无人举手。

"那就是说，大家都能做到了？"

一个男生慢慢举手低声说："不好意思，老师！我觉得自己做不到。"

"这位同学很诚实，认为自己的心理发展程度不够成熟，自我控制能力比较差，老实承认自己做不到。很好！那我要问你：哪一类与学习无关的话你必须在课堂上说？你说话声音必须高于多少分贝，否则就无法表达？还有，你什么时候能长大，变得成熟一点，能控制自己的语言？今天不行，明天行不行？这周不行，下周行不行？这月不行，下月行不行？"

这个男生脸红了，笑着说："那我还是努力做到吧！"

"我相信你！只要严格要求自己，就是可以做到的！下面我还要特别问问篮球队长和足球队长，你们二位能不能做到？"

"能吧！"

"语气不够坚定，到底能不能？"

足球队长回头看看篮球队长，俩人一跺脚高声喊："能！"

"大丈夫'一言既出，驷马难追'，相信二位能做到！但你们光自己做到还不行，因为你们既有组织领导能力，又具有领袖人格魅力，所以还得协助班干部，维持一下课堂纪律。拜托二位队长帮帮忙，可以吗？"

"好好好！请老师放心！"

"谢谢二位！请大家给两位队长和前面那位诚实的同学鼓鼓掌！"

掌声过后，我继续说："方才大家都表示能做到，我相信大家的决心是真诚的，但你们毕竟还年轻，有时候会管不住自己。没关系！我教你们一个简单办法。只要有人在课堂上高声喧哗，大家就向他行注目礼；只要有人跟你说与学习无关的话，你就对他笑一笑。注目礼和笑一笑的含义都是提醒他，怎么又忘了那天老师的两条要求？这样他就不好意思再说话了。这个办法保证有效，不信你们就试试看！"

我看看手表，马上就到下课时间了，于是再次对全班同学说："课堂上不要说与学习无关的话，不要高声说话，大家能不能做到？"

"能！"

"有没有决心？"

"有！"声音震耳。

"谢谢同学们！等你们的好消息！"

下课铃响了，同学们热烈鼓掌。

　　两个月后，我再次去这所学校，询问校长这个班纪律如何，校长说完全好了。我说："校长，您不要安慰我，那么乱的班，怎么可能一次心理课就彻底解决、完全转变呢？"

　　我接着去问班主任，班主任说："您的方法真灵，每当有人高声说话，同学们就冲他笑，他便脸红不好意思说了。特别是两位队长，非常负责任，只要他俩一瞪眼，说话的同学立刻闭上了嘴。"

　　我问："为什么他俩威信那么高？"

　　班主任解释说："第一，他俩球打得好，同学们都佩服。班上爱说话、爱打闹的又主要是球队队员，队长一出面，当然无人敢不服。第二，他俩平时讲义气，乐于助人。只要本班、本校同学受外班或校外人员欺负，总是他俩出面给摆平；每次打球赢了，也总是他俩请同学们喝汽水，吃雪糕，大家自然喜欢他们。"

　　看来这位老师也学会积极关注了。

　　以后这个班再没有发生大问题，高考升学率还比其他班高，两位队长也因为有体育特长，分别被两所大学录取。

　　这节50分钟的心理课，我除了运用无条件积极关注的方法外，还采用了心理咨询中的具体化技术。

　　在咨询时首先要不断澄清，将问题具体化。纪律问题很空洞，解决起来无从下手。在课堂上说话这件事就具体多了，高声说话、说与学习无关的话，就更具体了。

　　然后，在解决问题时，还应将要求具体化。笼统要求在课堂上不说话，学生很难做到，所以一定要告诉学生，什么可以说，什么不能说；更要教给学生避免同学在课堂上乱说话的方法，方法一定要具有可操作性。

中小学生守则，应是具体的行为要求，而不是大而无当的口号，而我们过去的德育和思想政治教育，大多是空洞的口号和泛泛而谈的大道理，学生守则条文不少，但缺乏可操作性，所以一些孩子从小就学会了喊口号，成年后却连起码的文明习惯都没养成。

二十世纪九十年代初，《人民教育》杂志刊载了我的一篇文章《要重视学生心理健康教育》。我在文中明确指出，心理健康课不是讲知识，更不是做报告，不能空洞说教，而是要让学生在丰富多彩的活动中去感悟和体验，在潜移默化中受到影响。后来，教育部在《关于加强中小学心理健康教育的若干意见》和《中小学心理健康教育指导纲要》中也反复强调，心理健康课是活动课、体验课，反对将心理健康教育知识化、医学化。

心理健康课并不深奥，有时甚至不需要教材，有了教材也不要照本宣科，而要灵活运用。只要老师坚持以人为本的立场，掌握阴阳辩证思想和一些行为改变技术，就可以根据学生的问题和成长需要，随时设计出各种心理活动课的教案。

三、教师的幸福

最近这些年，有许多中小学教师反映工作压力大，学生不好教、不好管，产生职业倦怠。

北京教育科学研究院基础教育研究所，从北京城区和郊区随机抽取300位教师，通过问卷调查发现，93.1%的教师感到"当教师越来越不容易，压力很大"。

杭州市教育研究所对随机抽取的杭州31所中小学调查显示，76%的教师感到职业压力太大，13.25%的教师不太喜欢或很不喜欢自己的职业，50.8%的教师表示如果有机会会考虑换工作，只有49.2%的教师表示喜欢这一职业，愿意终身做教师。

我经常应各地教育部门邀请，举办以"教师的压力与情绪管理"和"克服职业倦怠，提高幸福指数"为主题的讲座或心理疏导工作坊。

下面是我为某地中小学教师举办的一次工作坊的大致经过。

我首先列举了近年来因为压力大，中小学教师中发生的几个悲剧，然后组织大家分析压力大的原因。

一位老教师首先发言："现在社会变化太快，新东西层出不穷，让人目不暇接，难以适应。特别是对一些新的教学方式和电教技术，我们年龄大了，学起来很困难。"

另一位接上说："学生学习的渠道太多，他们从网络、电脑、电视、手机和报纸杂志上看到很多东西，真假难辨，有些作文我们都看不懂，净是网上的'黑话'，感到自己'OUT'了！"

一位年轻男教师说："生存竞争激烈，职场犹如战场，竞争上岗，末位淘汰，难免遭遇挫折和失败。特别是我们年轻教师，职务职称问题长期得不到解决，工资待遇上不去，买不起房子，找不到对象。"

一位校长说："上级检查评比过多，有填不完的报表、写不完的总结，本来升学率排名压力就大，官僚主义和形式主义又给学校和老师们增加了许多额外负担。"

一位班主任说："现在的孩子大多为独生子女，从小娇生惯养，吃不得苦，受不得委屈，挫折承受力差，社会上的不良诱惑又多，难免出事。"

另一位补充说："家长还喜欢投诉，动不动就告学校、告老师，我们工作起来如履薄冰，动辄得咎，能不压力山大吗？"

我先对老师们的压力表示理解和同情，接着讲了人类应对压力的两种策略——问题应对和情绪应对。

然后我问老师们："上述问题，哪些是我们自己可以解决的？"

老师们回答："有些问题可以通过不断学习，提高业务能力，改进教育、教学方法来解决，多数问题我们都是无能为力的。"

"解决不了，心情会怎样啊？"我问。

"很烦！很郁闷！"老师们异口同声地回答。

"应对不了问题，导致情绪不好，那怎么办呢？"我继续问。

"那就只能调整心态，管理好情绪了。"一位老师回答。

接着我结合案例和心理学实验，讲了情绪不好对身心健康、工作效率、事业前程、家庭幸福、社会稳定方面的影响。

然后问老师们："心里烦了、郁闷了，怎么办啊？怎么才能让自己心情好一点儿呢？"

老师们七嘴八舌，开始了热烈的讨论。

一位年轻女老师说："我心情不好的时候会向父母诉说，或向闺蜜倾诉。"

另一位女老师说："我父母在外地，又无闺蜜，只好写日记和发微信。"

一位年轻男老师说："我郁闷了就到没人的地方喊一喊，烦了就在心里骂两句。"

我归纳说："你们几位讲的方法，在心理学中称作'宣泄'。有了情绪一定要发泄出来，压抑情绪会使人得病。但发泄一定要合理，不能胡发乱泄，不能乱骂人，乱摔东西，不能迁怒于人，把学生当替罪羊，或把老公、媳妇、孩子当出气筒，更不能大打出手，只有合理地发泄才叫宣泄。"

又一位年轻女老师说："我受了委屈或有了伤心事，只能自己哭一场。"

我回应说："哭也是一种宣泄。眼泪有三种功能：润滑、清洗和排毒。泪水太少，眼睛会干涩难受；灰尘眯了眼睛，会流出泪水冲洗；有强烈情绪的时候，肾上腺素分泌增多，留在体内有害健康，眼泪可将其排出体外，从来不哭的人容易生病。为什么男人比女人短命？一是男儿有泪不轻弹，二是男人有话不爱说。"

一位男老师说："我心情不好了就去打打球、跑跑步！"

我回应说："研究表明，人在跑步或运动时大脑里会分泌多巴胺。多巴胺是快乐激素。跑完了是不是觉得特爽？"

"对对对！我几天不跑就难受。"他笑着回答。

一位中年男老师问："我心情郁闷了，喝喝酒可以吗？"

我回答："喝酒要注意三点：第一，别喝大酒，酒喝多了伤肝；第二，别一个人喝闷酒，'借酒浇愁愁更愁'；第三，别酒后驾驶。只要做到这三点，与朋友喝点儿小酒，边喝边聊，喝到微醺，不要烂醉，也是一种很有效的心理调节手段。"

一位刚参加工作的女老师说："我们女孩心情不好了喜欢吃东西，吃零食可以缓解焦虑，减少烦恼。"

我补充道："但不要老吃巧克力、冰激凌或垃圾食品，吃多了发胖，又会增添新的烦恼。更不要经常叫外卖，可以自己做点儿好吃的，慰劳自己和家人。不妨学学苏东坡，他就是一个'吃货'，他一生坎坷，但无论流放到什么地方，都能利用当地土特产，研制出一道美味佳肴，呼朋唤友，吟诗作文，一醉方休。大家耳熟能详的中餐食谱中有多种是苏东坡发明的。"

一个小伙子高喊；"东坡肘子、东坡肉是我的最爱！"

场内一阵笑声。

一位老教师说："我是通过听音乐，看电影、电视或看小说来调节心情的。"

一位女老师："我是逛街、购物、吃美食！"

一位男老师："我是打牌、下棋、搓麻将！"

"干点儿家务活！"

"陪孩子玩儿！"

"外出旅旅游！"

"湖边钓钓鱼！"

老师们你一句我一句，方法越讲越多。

我再次归纳说："方才老师们讲的这些方法，都可被称作转移，就是把注意力指向别处。当心中有消极想法时，愈想它，就像车轮陷在泥沼中，愈加油会愈陷愈深。英国萨塞克斯大学心智实验室的研究表明，阅读能使人的压力水平降低68%，听音乐能降低61%。除了几位老师讲的通过看书和休闲娱乐活动的方式转移注意外，应对压力更好的办法是投入紧张的工作。人一忙起来，就没空烦恼了。最早研究压力的加拿大学者赛利博士，就是通过每天工作12小时来减压的。俗话得好，'闲饥难忍，无事生非'。一个闲得无聊的人才会烦恼多。"

一位老师问："教授，您都七十多岁了，还到处讲课，听说您一个月坐了二十多次飞机。我们都压力大，请您来为我们减压，那我们的压力不就转移到您身上了吗？您工作那么忙，那您是怎么减压的？"

"我就是通过讲课来减压的。"

"讲课怎么能减压呢？"

"第一，我把讲课同旅游相结合，比如我给国办、中办讲课，顺便游览了中海、南海；我去三亚和喀什讲课，都是讲一天玩儿一天。第二，我把讲课和散步相结合，我不喜欢坐着讲，站着讲课不腰疼，有学员估算我讲一场课能走一万多步。刚才提到的那所英国大学的研究还表明，喝茶能使人的压力降低54%，散步能降低42%，我在讲课过程中边喝茶、边散步，压力就只剩4%了，四舍五入，便可以忽略不计了。"

一位校长说："大家讲的这些办法，什么宣泄呀，转移呀，都是治标不治本，只能暂时缓解一下，碰到工作难题或倒霉、不开心的事，还是会烦恼。教授，您能不能给我们介绍一些治本的方法？"

我回答说："治本的方法要靠理智，用理智驾驭情感。一位古希腊哲人说过，不是事情本身使你不快乐，是你对事情的看法使你不快乐。请您说说，什么事会让您烦恼？"

校长说："我快到六十了，不久就要退休，忙忙碌碌了一辈子，'船到码头车到站'，想到即将要闲下来心里就烦，真不知无所事事的日子怎么过？"

我请几位年龄较大的老师说说今后的打算，做做退休后的生涯规划。

一位老同志说："我早就盼着退休那一天了，退休后就不用'五加二，白加黑'地工作，也不必再跟那些熊孩子生气，可以安度晚年、享受天伦之乐了！"

一位男老师说："我觉得自己的身体还行，退休后打算去民办校兼职，已经有几家学校同我联系，有的还说要请我当主管教学的副校长，收入比现在高多了！"

另一位老师说："我打算退休后办个课外补习班，听说很赚钱！在职老师不许办班，退休就不受限制了。"

一位女老师说："我可不想再干了，退休后回家带小孙子去！"

"我要练书法！"

"我要学画画！"

"我要学摄影！"

"我要去旅游！"

那位校长说："看来可做的事还真挺多，我也不必自寻烦恼了。"

一位年轻的男教师说："你们老教师好歹都有房子住，我家在外地，工作几年了，还是买不起房子，想当房奴都不够资格，给不起首付！"

场内许多年轻教师纷纷响应，对他的话表示支持。于是我让大家围绕房子的问题进行讨论，看看有什么应对办法。

有的说："买不起城内的，买郊区的！"

有的说："买不起大的，买小的！"

"钱不够可以贷款！"

"买不起可以租！"

"找个有房的对象结婚！"

"说不定以后房子会降价！"

"车到山前必有路！"

"天无绝人之路！"

"别人能活我就能活！"

"牛奶会有的，面包会有的，房子也会有的！"

我归纳说："前面五位老师采用的是问题应对，后面五位老师采用的就是情绪应对了。"

一位教育局领导说："教授，最近网上盛传一位中学女教师写的辞职信，'世界那么大，我想去看看'。这件事在我们这里影响很大，许多年轻教师也想学她，要跳槽、改行，搞得人心惶惶。您对此怎么看？"

我说："双向选择，人才自由流动，这是社会进步的表现。过去有户口和档案的限制，人们想跳槽也跳不了！所以我们绝不要简单粗暴地阻拦年轻人跳槽。俗话说，'树挪死，人挪活'。老待在一个地方，在一个岗位干一辈子，也会觉得没意思。我的朋友中有一对英国夫妇，丈夫是大学教师，妻子是中学教师，他们从欧洲到亚洲、大洋洲，又到非洲、美洲，带着三个孩子，游遍五大洲。他们每工作几年，就跳槽、换地方，从来不买房，准备退休之后回苏格兰老家，继承父母的房子。我很欣赏他们的这种生活方式。世界那么大，年轻人想到处看看，没什么不好。但任何事情都有阴阳两面，有利就有弊，有得就有失。正如毛主席说的："事物都是一分为二的。"现在就请大家运用一分为二的哲学思想，讨论一下跳槽的利弊得失。"

一位老教师说："很多年轻教师是因为压力大，不想干了。但是你也要看到，各行各业都有压力，有些行业可能比教师职业压力更大。"

另一位老师补充说："而且现在工作也没那么好找，万一找不到合适的工作，吃饭都成了问题。何况到了新单位，业务不熟，又缺人脉，短期难以适应，岂不更难受？"

我问大家："倘若跳槽不成或无处可跳，那该怎么办呢？"

一位老师回答："那就只能安心工作，多想想当老师的好处了。"

我说："下面就请大家讨论，当教师有什么好处。"

一位说："教师工作很稳定，收入也不低。"

另一位说："桃李满天下，还有寒暑假！许多人羡慕我们当老师的。"

一位校长说："不少中小学校和幼儿园女教师嫁给了收入很高的老板或白领。近年来甚至有不少未婚'海归'，专门找女教师做朋友。他们说自己工作太忙，女老师性格温柔，有耐心，又懂心理学，会教育孩子，可减轻自己的负担。"

主持会议的教育局领导补充说："现在，从中央到地方政府，越来越重视教育工作，以后，教师地位会更高，工资待遇也会不断改善、提高。"

我接着说："还是领导站得高、看得远。大家看，当教师有这么多好处！若老师们都经常这么想、这么说，不就都成为幸福的老师了吗？"

一位年轻教师质问："老这么想、这么说，那不成了阿Q的精神胜利法，成了'吃不到葡萄说葡萄酸'的狐狸吗？"

我根据《伊索寓言》新编了"狐狸与葡萄"的故事，回答了这位老师的质疑。

最后，用阴阳辩证疗法的六句箴言作为总结，结束了这场三个小时的"压力与情绪管理"工作坊。

四、员工的压力

近年来，企业员工"过劳死"或跳楼自杀的新闻在媒体上时有报道，特别是在"富士康事件"之后，经常有公司请我为管理者和员工做心理疏导。

一家大型国企，由于生产任务重，没有更多时间做培训，只能让我在周末下班前一小时给员工减减压。

员工们紧张工作了一天，都很疲劳，平时开会，不是打瞌睡，就是玩手机。大家以为这次又是听报告，所以除了几位领导，多数人坐在离讲台很远的最后几排。

看到这种场面，我觉得此时讲心理学中的压力或职业倦怠理论，大家不会感兴趣。

于是，在主持人进行了简单的介绍后，我就走下讲台，来到会场中间，请大家讨论那个吃不到葡萄说葡萄酸的狐狸，询问大家对这个狐狸的看法。"如果你是葡萄架下的狐狸，你会怎么做？请大家实话实说，畅所欲言。"

场内顿时活跃起来。

一位小伙子抢过话筒，高声说："我觉得这是个明智的狐狸、心理健康的狐狸，如果我是那只狐狸，我也会那样做。"

一位中年人不同意小伙子的观点："我觉得这只狐狸不够积极。要是我，会去找个梯子或板凳，或找伙伴合作，想办法摘下葡萄。"

一位女同志高声问："那要是找不到梯子或板凳，又没有伙伴，该怎么办呢？总不能跳个没完，累死在葡萄架下吧？也不能悲观绝望、郁闷致死或上吊自杀吧？"

一位留着长头发的男青年说："依我的脾气，也许会乱骂人，或一把火把葡萄架给烧了。我得不到的东西，别人也休想得到！"

一位政工干部接着说："那你肯定自找倒霉，不是挨葡萄主人揍，就是被其他狐狸群起而攻之，绝不会有好下场。"

此时，场上更加活跃，打瞌睡的瞪大了眼睛，玩游戏、看微信的收起了手机。

几分钟后，我接过话筒："大家说得太好了！几位在发言中既谈到了问题取向的应对，也涉及了情绪取向的应对。有应对成功的，也有应对失败的。有比较才能知道哪种应对办法更好。我们在追求某个目标遇到障碍时，当然最好能排除障碍达到目标，这是问题应对。但有时困难太大，无法克服，这时情绪应对就很必要了。二者没有积极、消极之分，都是我们适应环境以求生存所必需的。

"实际上，'吃不到葡萄说葡萄酸'的自我安慰里边也含有辩证法的合理内核。经过努力还得不到的东西就说它是不好的，前提是经过了努力。努力争取是问题应对；无论如何努力依然无法得到，才说它不好，这是情绪应对；二者缺一不可。

"下面请大家联系实际，说说自己的压力和烦恼。平时喊'压力山大'，会被认为发牢骚。现在给你个机会，当着公司领导的面诉诉苦。'会哭的孩子有奶吃'，机会难得，时间不多，请各位抓紧时间发言。"

场内七嘴八舌高声喊：

"竞争上岗，末位淘汰，受不了！"

"工作任务重，难度大！"

"经常加班加点！"

"好久没涨工资了！"

"管得太多太严了！"

"会议和报表太多了！"

"工作餐太差了！"

会场乱成一锅粥，公司领导面有愠色。

我再次拿起话筒，边走边说："看来大家的意见真不少，压力都很大。下面请大家继续讨论，哪些问题是我们员工自己可以解决的，哪些问题是需要领导来解决的。最好多提建议，多讲具体解决办法。"

一个青年工人大声说："哪个我们也解决不了！"

一位老师傅面向他说："你勤学苦练，提高技术水平和业务能力，工作效率上去了，竞争上岗、末位淘汰和任务重、难度大的问题不就解决了吗？"

另一位青年工人插话："那其他问题我们还是解决不了！"

我接上说："请哪位领导讲讲，其余问题怎么办？"

几位领导相互推让，一位主要领导拿过话筒，清清嗓子说："感谢各位的发言！真没想到大家对公司有这么多意见。以后我们一定减少不必要的会议和报表，尽量少加班，尽量改善食堂伙食，也欢迎大家今后多提宝贵意见，但许多问题确实很难在短期内解决，希望大家能够谅解。"

我接过话筒："看来有些问题，领导也无力解决。对大家来说，只有两条路。一条是不干了，跳槽改行。谁打算走这条路？请举手。"

两位青年工人一前一后说：

"工作难找，无处可跳！"

"房贷压身，不敢乱跳！"

我接着说："另一条路是安心工作，继续干下去。可是上面说的这些问题没解决，那就只能情绪应对，调整心态了。那怎么才能让自己在面对压力时心情好一点儿呢？这是我送给各位永葆阳光心态的六句箴言：

不好中有好。

这方面不好那方面好。

现在不好将来好。

凡事有度才算好。

争取不到的就说它不好。

摆脱不掉的就说它好。"

"请大家对照这六句话，结合狐狸与葡萄的故事继续讨论，怎么想、怎么做才会不那么烦？"

又是一阵七嘴八舌。

"竞争上岗，末位淘汰，可促使自己积极进取。"

"工作任务重、难度大，有助于提高自己的业务能力。"

"加班加点，可以多赚钱！"

"只要公司效益好了，我们就会涨工资。"

"没有规矩不成方圆。没有绝对的自由，规章制度是必要的。"

"有些会议和报表也是必要的。"

"伙食也不是总那么差，也有好的时候。"

"2008年金融危机，一家外企裁员三分之一。"

"还有一家公司，所有员工都降薪百分之十五。"

"比上不足，比下有余，咱们比他们强多了！"

最后大家取得共识：只有安心工作、搞好生产，才是最佳出路。

一个小时很快过去了，大家意犹未尽。主持会议的工会主席主动提出延长半小时。临近结束时，我带领大家做了几分钟心像法放松练习（指导语见前面章节）。

最后，我让参会者全体起立，所有人围成一个大圆圈，先顺时针走动，然后把手搭在前面人的肩膀上，边走边给前面的人捏捏脖子、揉揉肩、捶捶背、拍拍腰，反复不停地捏捏脖子、揉揉肩、捶捶背、拍拍腰，接下来逆时针走动，反过来给对方捏捏脖子、揉揉肩、捶捶背、拍拍腰，我对着话筒喊："同志们辛苦了！"大家高声回应："为人民服务！"

在顺时针和逆时针各走三圈后，场内气氛达到高潮。为了不影响员工赶班车，我们在掌声中结束了这次心理疏导课。

　　课后，公司党委书记对我说："您这种互动式的上课方式很好，我们以后也可以借鉴，不能老是开大会做报告了。"

　　后来，我听说一个员工回家对老婆吹牛说："今天公司老总给我捶背了！"工会主席在总结报告中写道："这次活动不但给员工减了压，还改善了干群关系。"

第十六章　适用范围与局限性

多年临床实践表明，阴阳辩证疗法最适合解决人际矛盾和一般情绪困扰，对抑郁症和有自杀意念的人效果尤为明显。对有明确诱因的焦虑症、恐惧症也很有效。但使用阴阳辩证疗法治疗病情严重者时，需要适当配合放松训练和脱敏训练。强迫症患者大多追求绝对完美，做事过分认真，通过阴阳辩证疏导，有助于改变其绝对化的思维方式，因而也可收到意想不到的疗效。倘若辅以注意转移训练，则效果更佳。

这里提到的放松、脱敏和注意转移训练等行为疗法，对于克服上述神经症都是治标之术，而阴阳辩证疗法才是治本之策。

在理论上，阴阳辩证疗法融汇中西文化，有扎实的哲学基础和深厚的文化底蕴而无晦涩术语；在方法上，阴阳辩证疏导兼收并蓄，整合多种理论和技术，简单易学并具有较强的可操作性。

这是一种极富东方和我国本土特色的心理治疗和咨询的理论与方法，不但更符合中国国情，而且有助于打破西方在该领域"一家独大"的局面。

美国积极心理学运动发起者塞利格曼明确指出："教导十岁的孩子乐观思考和乐观行为的技巧，可以使他们在青春期之后患抑郁症的概率减少一半以上。"

《黄帝内经》中说："是故圣人不治已病，治未病；不治已乱，治未乱，此之谓也。夫病已成而后药之，乱已成而后治之，譬犹渴而穿井，斗而铸锥，不亦晚乎。"

预防胜于治疗。掌握辩证的思维方式，养成良好的思维习惯，树立正确的世界观，运用科学的方法论，有助于预防心理疾病，消除心理困扰。

《礼记·大学》有言："古之欲明明德于天下者，先治其国；欲治其国者，先齐其家；欲齐其家者，先修其身；欲修其身者，先正其心……心正而后身修，身修而后家齐，家齐而后国治，国治而后天下平。"

在新的历史时期，我国做出"以人为本""构建和谐社会"的英明决策。国学大师季羡林老先生在讨论治国之道时指出："我们讲和谐，不仅要人与人和谐，人与自然和谐，还要人的内心和谐。"

调整心态，保持内心和谐，是和谐社会的前提。人们的内心和谐了，社会才能和谐。阴阳辩证地看待问题，可使人变得理性平和。可见，宣传和普及辩证法是构建和谐社会所必需的。

党的十八大报告明确提出："加强和改进思想政治工作，注重人文关怀和心理疏导，培育自尊自信、理性平和、积极向上的社会心态。"十九大报告中更进一步发出"加强社会心理服务体系建设"的号召。

心理服务体系是国家治理特别是公共管理体系的重要组成部

分，包括组织机构、管理机制、专业队伍、方法技术等多方面。阴阳辩证疗法作为中国的积极心理疏导方略，特别是作为本土化的心理服务技术，生逢其时，必定会有广阔的用武之地，光明的应用前景。

梁实秋先生指出："作为一个文学家，单有一腹牢骚、一腔怨气是不够的，他必须有一套积极的思想，对人对事都要有一套积极的看法，纵然不必即构成什么体系，至少也要有一个正面的主张。"

我既不是文学家，也够不上心理学家，更谈不上构建成套的理论体系，只是把自己的一点儿积极看法和正面主张，发表出来与大家分享。

一个令人尴尬的现象是，阴阳辩证疏导在理论和方法上的通俗简明，使其失去了神秘感，人们会因其不够深奥而忽视其创新意义与学术价值。所以尽管提出多年，但很少被心理学界同行认可，更谈不上在临床工作中使用，反倒是一些外国朋友更感兴趣。

几年前，两位跨专业报考心理咨询师的女学员，因为句句听得懂，甚至私下议论我讲的是不是心理学。因为在某些国人心目中，只有故弄玄虚、把简单问题复杂化，使人如坠云里雾中的所谓高深理论，只有装腔作势、满篇聱牙绕口、不知所云的翻译语句和晦涩难懂的洋名词，才称得上正宗的心理学。

据说大数学家能让小学生理解微积分，爱因斯坦可以让文盲听懂相对论。在我看来，凡是听不懂、看不懂的，一定是说者、作者自己没搞懂。

我的原则是，只要自己说的、写的或翻译的，一定是自己真懂，也能让别人听懂、看懂的东西，否则，我宁愿不写、不说。审辩式思维提倡独立思考、不懈质疑、包容异见，对于自己不明白或不相信的东西，我可以闭口不言。

没有继承就不会有发展，阴阳辩证疗法以阴阳理论为纲，继承了大部分传统心理治疗方法，不但整合了西方的行为疗法、人本疗法和认知疗法，还整合了后现代建构主义的焦点解决和叙事治疗技术，更融合了中国传统文化和东方哲学思想。我把它们消化吸收后，根据自己的理解，用尽可能通俗的语言表达出来，而不是像某些大师那样，把生吞活剥的东西过度包装后，到处推销和贩卖。

二十世纪八十年代，我在美国艾奥瓦大学访学研修时，曾听一位心理咨询和治疗专家说："如果你手里只有一把锤子，你就会把所有的问题都看成一枚枚钉子。"

除了自吹自擂的江湖骗术，我不排斥任何一种心理治疗理论和方法。就是本书理论篇没有专门介绍的精神分析，我在讨论方法和案例时也有所涉及，诸如"暗示""升华""潜意识""防御机制"等概念，都是精神分析常用的术语。我的专著《催眠术：原理、方法与应用》主要阐述的就是如何利用心理暗示影响人的潜意识。所有这些表明，兼容并蓄才是我对待古今中外文化的态度。

当然，阴阳辩证疗法并非把不同菜肴简单合在一起的拼盘，而是将中餐和西餐多种美味融于一锅的"大烩菜",相信会受到普通大众的喜欢。

"月亮是外国的圆""理论是洋人的好""国产土货登不上大雅之堂",这些思想在学术界特别是心理学界依然存在,希望能尽早被打破。

最后要指出的是,任何一种方法都不能包医百病。阴阳辩证疗法对于精神分裂症患者、智力低下者和年龄太小的幼儿均不大适用,对性心理变态的治疗效果,也有待临床探索。

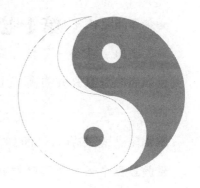

五行健心操

在中国，阴阳与五行密不可分，两者互为辅成，五行说必合阴阳，阴阳说必兼五行。所以，我在创立阴阳辩证疗法的同时，研发了一套五行健心操，作为对该疗法的补充。

第十七章　研发背景

1950年，美国成立了世界上第一个国家音乐治疗协会。现在，美国有80多所大学设有音乐治疗专业，有约4000名国家注册的音乐治疗师。在世界上，有200多个国家成立了音乐治疗协会，并每两年召开一次世界音乐治疗大会。

我国虽然从1989年起就有了全国性的组织——中国音乐治疗学会，会员单位有200多个，但是整体水平还是十分落后的。

在二十世纪二十年代美国兴起的自然韵律表情舞蹈，可以说是最早的舞动治疗形式。美国1941年成立了舞蹈治疗协会，至今已有1500多名舞蹈治疗家。

我国目前还没有专门的舞蹈治疗组织。近年来，中国台湾舞蹈治疗协会理事长李宗琴、加拿大华人高级舞蹈治疗师伏羲玉兰以及我的学生张雯博士，对此做了大量宣传和培训工作。

当今社会的竞争激烈，生活节奏加快，人们的心理问题普遍增多。特别是各级领导干部责任重、压力大，更易出现精神紧张、焦虑、抑郁、头痛、失眠等身心症状。

目前，国内外较为流行的是单纯的音乐治疗和单纯的舞蹈治疗。为了落实党的十七大报告、十八大报告中反复强调的"注重人文关怀和心理疏导"的重要思想，促进广大干部群众的身心健康，促进社会的安定和谐，我借鉴西方现代音乐治疗、舞蹈治疗的理论与方法，并结合中国古代的五行思想以及心理暗示原理，研制开发了这套有中国特色的心理保健操，为人们提供一种自我心理调适、缓解心理压力的方法和工具。

这套健心操的全称是"中浦五行音乐律动健心操"，简称"中浦五行操"或"五行健心操"。因为是我在中国浦东干部学院（简称"中浦"）工作期间，由学院立项开发的，所以作为最后产品的光盘，拟用中国浦东干部学院和谐广场金、木、水、火、土标志做背景图案，并在每次练习开始前高呼"金木水火土，大家来起舞，健身又健心，提高在中浦"等口号，以此突显校园文化特色，为干部教育培训探索新的形式，提高其可操作性和实效性。

第十八章 理论依据

研发的总体思路是，将中国古代的五行思想同西方现代音乐舞动身心调节方法以及心理暗示原理融合起来，创建一套有中国特色的心理保健操。

一、五行学说

五行是中国古代的一种世界观。五行学说最早出现在道家论著中，把宇宙间各种事物分别归属于金、木、水、火、土五行。在概念上，五行是一大类在特性上可相比拟的各种事物所共有的抽象性能。

五行彼此间相生相克，即金生水，水生木，木生火，火生土，土生金；金克木，木克土，土克水，水克火，火克金。

五行之间的关系，可用下面的图案显示。

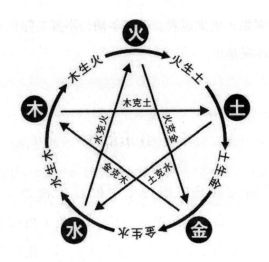

具体到人，五行特性可概括如下：

金，其性刚，其性烈。金旺者，体健神清，刚毅果断，不畏强暴，疾恶如仇；金太过者，做事鲁莽、有勇无谋；金不及者，优柔寡断，胆小退缩。

木，其性直，其性和。木旺者，能屈能伸，仁慈温和，生长发育，上进心强；木太过者，野心勃勃，嫉妒心强；木不及者，悲观自卑，不求进取。

水，其性聪、其性变。水旺者，头脑灵活，足智多谋，语言伶俐，应变力强；水太过者，诡计多端，反复无常；水不及者，心胸狭窄，固执偏激。

火，其性急，其性热。火旺者，精神闪烁，积极奉献，热情奔放，坦诚友好；火太过者，性情急躁，容易冲动；火不及者，冷漠奸诈，郁郁寡欢。

土，其性重，其性厚。土旺者，朴实无华，为人宽厚，言行一致，乐于奉献；土太过者，性格木讷，不善交际；土不及者，言而不信，浮躁焦虑。

二、音乐治疗

同五行相关的是中国古乐中的宫（相当于简谱中的"1"）、商（相当于简谱中的"2"）、角（相当于简谱中的"3"）、徵（相当于简谱中的"5"）、羽（相当于简谱中的"6"）五音，被称为"天五行"。

不同曲调的音乐可表达不同的情感，象征不同的心态和性格。

在两千多年前，中国古代医学巨著《黄帝内经》中就提出了"五音疗疾"的理论，将五行、五音同人的五脏（心、肝、脾、肺、肾）联系起来，认为音乐可以调理情志，进而影响五脏，影响身体。其对应关系如下：

心属火，在音为徵，在志为喜，喜伤心；

肝属木，在音为角，在志为怒，怒伤肝；

脾属土，在音为宫，在志为思，思伤脾；

肺属金，在音为商，在志为忧，忧伤肺；

肾属水，在音为羽，在志为恐，恐伤肾。

中医理论认为，在聆听养生音乐时，曲调、情志、脏气共鸣互动，可使脉络畅通、身心动荡。

在我国，具有养生功能的音乐作品有很多，例如：

将属于火的徵音和属于水的羽音相配合的《紫竹调》，是最养心的曲目，补水可以使心火不至于过旺，补火可以使水气不至于过凉，利于心脏的功能运转。

在曲目《胡笳十八拍》中，属于金的商音元素稍重，可以克制体内过多的木气，同时曲中婉转地配上了属于水的羽音，又可以很好地滋养木气，使之柔软顺畅，因而最适于养肝。

最养脾的曲目《十面埋伏》，运用了比较频促的徵音和宫音，能很好地刺激脾胃，使之有节奏地进行对食物的消化、吸收。

最养肺的《阳春白雪》，曲调高昂，包括属于土的宫音和属于火的徵音，一个助长肺气，一个平衡肺气，再加上属于肺的商音，可以把肺从里到外彻底梳理一遍。

最养肾的《梅花三弄》，运用五行互生原理，将属于金的商音和属于水的羽音巧妙搭配，可促使肾中精气的隆盛。

在当代西方，音乐治疗学是一门新兴的边缘交叉学科，集音乐、医学和心理学于一体，是音乐在传统的艺术欣赏和审美领域之外的应用和发展。

现代医学心理学研究显示，某些音乐特有的旋律与节奏，能使人的血压降低，基础代谢和呼吸的速度减慢，使人在受到压力时所产生的生理反应变得较为温和。

心理疾病的常见症状是焦虑、抑郁等情绪障碍，音乐有调节情绪的作用。旋律优美的歌曲可使人感到振奋；悠扬的音乐能缓解焦虑状态。

音乐具有主动的、积极的功能。特有的音乐节奏与旋律，能够使我们平常主管语言、分析、推理的左脑得到休息；对掌管情绪、想象力的右脑则有刺激作用，对创造力、信息吸收力等潜在能力的提升有很强的效果。

此外，我们脑内的α波主宰人体安定平静的情绪。常听心灵治疗的入静音乐能有效加强α波，让人达到身心松弛、心境稳定平和的效果。

音乐治疗有两种主要方式，一种是被动倾听乐曲，一种是主动参与，演奏乐器或演唱歌曲。

三、舞动治疗

音乐与舞蹈是分不开的。在远古时代，舞蹈被应用在庆典娱乐、恋爱婚姻、教育训练、人际沟通、治疗调理和宗教仪式等各种活动中，舞蹈起着联合形与神、人与社会、人与自然的作用。但是随着时代的变迁，舞蹈逐渐被技巧化、戏剧化、形式化和商业化；舞者也逐渐成为表演者和娱乐艺人。

直到二十世纪，欧美受到东方文化，特别是身心合一、形神交融的哲学影响，开始注重身心关系的和谐、追求统一，于是发展出舞动心理治疗，使人类重新认识身心动作与舞蹈体验在成长教育、生活实践、治疗矫正甚至在情绪和智能上的影响和效用。

舞动心理治疗的主要目的，就是达到身、心与行为三者的和谐统一。

舞动心理治疗是以人体表情与动作的功能来提高自我意象和自我觉察能力，促进个人潜能发挥的一种方法。舞蹈的动作节奏还可以增强人对音乐的感受能力，改善人的情绪，增强人的自信心，促进人的交往能力。群体舞动能够缓解紧张、自闭、孤独等不良心态。

舞动心理治疗的理论基础是弗洛伊德的精神分析——认为运动可反映出一个人的潜意识和情感。舞动治疗摒弃舞蹈的程序化和技巧化，强调舞蹈语汇的自发性、率真性和个人化，而且着重个人对身体体验与心理感情的自然流露，以真挚的、本能的、即兴的体态语言来显示和升华个人体验。

舞动治疗可用于各种人群，不但可用来克服各类身心障碍和暴力、酗酒、吸毒等行为障碍，还可用于解决婚姻家庭问题、儿童问题或老年人问题等。对于正常人来说，舞动治疗的主要功能是帮助人了解自己，表达自己，宣泄情绪，缓解焦虑，增进人际沟通。舞动治疗适用于卫生、教育和社会服务机构，可以是个体形式，也可以是集体形式。

接受音乐舞动治疗不需要有音乐和舞蹈基础，不需要专业训练，参加者在音乐中随兴而动，手舞足蹈，不讲动作是否优美，尽可能用适合自己的表达方式，在互动中建立联系，取消心防，增强内在力量。

为了破除人们对舞蹈的神秘感和恐惧感，我们将舞蹈称为舞动或律动。舞动属于自然而原始的肢体语言，是不经学习而出现的动作，倘若能配合音乐节拍，有一定节奏感，那就是律动。

四、心理暗示

所谓心理暗示是指在无对抗的条件下，用含蓄和抽象的间接方法对人们的心理特别是潜意识产生影响，从而诱导人们按照一定的方式去行动或接受一定的观念，使其思想、行为与暗示者期望的目标相符合。

我国很早就发现了心理暗示现象，望梅止渴、杯弓蛇影的故事都是心理暗示影响的生动写照。这就是说，暗示实际上是人或环境以非常自然的方式向个体发出信息，个体无意中接收了这种信息，从而做出相应反应的一种心理现象。

受暗示性是人类普遍具有的心理特性和本能，是人类在漫长的进化过程中形成的一种无意识的自我保护能力和学习能力。俄国生理学家巴甫洛夫认为，暗示在本质上不过是人类最简单也最典型的条件反射而已。

下意识地受到别人的影响，叫作他人暗示；下意识地受自己影响，叫作自我暗示；下意识地受环境影响，叫作情景暗示。暗示对人的影响可以是正向的、积极的、有益的，如望梅止渴；也可能是负向的、消极的、有害的，如杯弓蛇影。

　　我们每一个人都经常使用暗示，或暗示别人，或接受别人的暗示，或进行自我暗示。积极的暗示，能给人以力量，使人增强自信，心态阳光，乐观向上；消极的暗示，能使人心灰意冷，萎靡不振，甚至会损坏人的身体健康。

　　人的语言和动作都具有非常强烈的心理暗示作用，我们可以通过自己的意识不断重复某些言语和动作，迫使潜意识接受意识所暗示的内容，从而改变自己的心态和人格。只要对积极暗示坚持不懈，潜移默化，定会收到保健身心的效果。

第十九章　内容结构

　　本套健心操将五行思想与音乐律动融为一体，用金、木、水、火、土代表五种不同心态和性格，配以商、角、羽、徵、宫五种音调的乐曲和不同风格的肢体动作，并制成以"坚强如金""成长如木""柔韧似水""热情似火""朴实如土"命名的五张光盘。

　　每张光盘均包含改变某种不良心态、培养良好性格的心理暗示诱导语，与其内容相符的音乐，相应的表情与肢体动作的提示和演示。

　　每个主题的暗示诱导语均四字一句，朗朗上口，好读好记，且充满积极向上的正能量。与之相配的肢体动作不多不难，简单易学。有些动作可不断重复，并提倡随心所欲，根据个人感受不拘一格地即兴舞动。

　　具体结构如下：

一、坚强如金

诱导语的主题是培养刚毅坚强的性格，克服胆小、退缩心理；音乐曲调高昂、气势磅礴、具有震撼力（配以海浪声）；表情严肃，肢体动作挺拔、刚劲、有力。

二、成长如木

诱导语的主题是培养积极进取的精神，克服悲观、自卑心理；音乐由弱到强，充满生命活力（配以风雨声）；表情平静，肢体动作表现破土而出的幼芽成长为参天大树。

三、柔韧似水

诱导语的主题是灵活柔韧、能屈能伸，克服偏激、固执心理；音乐柔和委婉、妩媚悠扬（配以流水声）；表情温和，四肢及躯体婀娜多姿，好似水在流动。

四、热情似火

诱导语的主题是热情洋溢、坦诚友好，克服冷漠、抑郁心理；音乐豪迈奔放、充满激情（配以火焰声）；面带笑容，肢体动作向外向上，好似火焰在喷发。

五、朴实如土

诱导语的主题是朴实无华、乐于奉献，克服浮躁、焦虑心理；音乐曲调低沉缓慢，音域宽厚（配以虫鸣声）；表情泰然自若，双足踏稳，躯体紧贴大地。

第二十章　实施指导

在教育培训机构，可利用晨练时间在操场上，或课前在教室里，作为热身活动，集体实施。

个人可在晨起和睡前，根据自己的个性弱点，选择金、木、水、火、土中的一两项，反复练习。

贵在坚持，日积月累，必有成效。

第二十一章　五行健心操指导语

在"中浦"，我先是展示了如下口号：

金木水火土，大家来中浦，音乐中起舞，工作干劲足。

土木水火金，相聚分外亲，健体又健心，团结向前进！

然后邀请大家做五行健心操。指导语如下：

请双腿分开，与肩同宽，稳稳站好，闭上眼睛。先用力伸伸懒腰，打打哈欠，伸伸懒腰，打打哈欠。再做几次深呼吸。用力吸气，吸满，下沉，把腹部膨胀起来，憋住气，再慢慢吐气，吐长气，要慢，要长，要匀。再用力吸气——吐气——吸气——吐气——吸气——吐气。请放松头皮，放松前额，放松眉头，放松头皮，放松前额，放松眉头；面部放松，颈部放松，双肩放松，胸部放松，腹部放松，背部放松，腰部放松，臀部放松；双臂很软——很松，双手很软——很松，双腿很软——很松，双脚很软——很松，全身很软——很松。用心去体会这种全身放松的感觉，感到很舒服，很放松，很舒服，很放松。

下面请睁开眼睛，看着字幕，边高声诵读，边模仿我或根据自己的感觉，随着音乐节奏，即兴做出相应的肢体动作。（伴音乐）

金，坚强如金。（克服软弱恐惧。音乐曲调高昂、气势磅礴、具有震撼力，如《命运交响曲》，配以海浪声；表情严肃，肢体动作挺拔、刚劲有力。）

意志如钢，迎难而上。（握拳跨步）

不怕挫折，越战越强。（挺胸抬头）

刚柔并济，能伸能屈。（弯腰再起）

进退自如，方为丈夫。（收腿再跨）

实事求是，坚持原则。（立正握拳）

灵活有度，不逾大格。（身体轻摇）

开拓创新，不畏艰险。（握拳上举）

积极进取，勇往直前。（交替跨步）

木，成长如木。（克服悲观自卑。音乐由弱到强，充满生命活力，如《古曲》，配以风雨声；表情平静，肢体动作表现破土而出的幼芽成长为参天大树。）

十年树木，百年树人。（低头下蹲）

茁壮成长，自立自强。（抬头慢起）

　　根深叶茂，不怕风霜。（举臂晃身）

　　历经磨难，百炼成钢。（立正叉腰）

　　不断学习，与时俱进。（捧书跨步）

　　戒骄戒躁，奋发向上。（抬头举臂）

　　道路曲折，前途光明。（垂臂正视）

　　心态阳光，永不绝望。（微笑抚胸）

　　水，柔韧似水。（克服偏执愤怒。音乐柔和委婉、妩媚幽雅，如《春江花月夜》，配以流水声；表情温和，四肢及躯体婀娜多姿，好似水在流动。）

　　滴水穿石，以柔克刚。（指地晃身）

　　韬光养晦，不露锋芒。（闭目低头）

　　春风化雨，润物无声。（双手轻摆）

　　遇事三思，理智驭情。（托腮思考）

　　锲而不舍，坚持不懈。（跨步立定）

　　韧性战斗，不焦不急。（轻轻踏步）

　　忍辱负重，顾全大局。（低头抬头）

　　富贵不淫，贫贱不移。（晃动立定）

　　火，热情似火。（克服冷漠抑郁。音乐豪迈奔放、充满激情，如《喜洋洋》，配以火焰声；面带笑容，肢体动作向外向上，好似火焰在喷发。）

赤胆红心，振奋精神。（抚胸抬头）

火热激情，真诚待人。（满面含笑）

面对敌人，冷酷无情。（怒目而视）

对待同志，温暖如春。（点头微笑）

送人玫瑰，手有余香。（先伸后闻）

豁达乐观，胸怀朝阳。（双臂环抱）

火炬高高，红旗飘飘。（举臂轻摇）

牢记使命，永不动摇。（收臂立定）

土，朴实如土。（克服浮躁焦虑。音乐曲调低沉缓慢，音域宽厚，如《梅花三弄》，配以虫鸣声；表情泰然自若，双足踏稳，或让躯体弯向大地。）

脚踏实地，站稳立场。（双脚踏地）

深入群众，吸取营养。（低头弯腰）

以人为本，奉民为天。（抬手望天）

埋头苦干，任劳任怨。（低头握拳）

鞠躬尽瘁，当好公仆。（弯腰挺身）

廉洁奉公，反贪防腐。（枪打贪官：一手拇指、食指做打枪状，另一手拇指倒下；双手交替，各做一次）

热爱祖国，忠于人民。（屈臂握拳）

净化灵魂，永葆青春。（抬头挺胸）

下面请一边轻轻踏步，一边自由做放松活动，可以转转头，也可以甩甩手，边活动边连喊三遍下面四句话，要一遍比一遍更响亮："进了中浦门，便为中浦人，科学发展观，是我中浦魂！"

最后，祝各位学有所获，事业大成！

参考文献

艾思奇. 大众哲学. 北京：煤炭工业出版社，2017.

白奚. 中国古代阴阳与五行学说的合流——管子阴阳五行思想新探. 中国社会科学，1997.

陈志贤. 后现代的咨商与辅导. 台北： 辅导季刊. 1998，34（2）.

黄帝内经素问吴注评释. 刘之谦，王庆文，傅国志等编著. 北京：中医古籍出版社，1988.

林语堂. 中国人. 郝志东、沈益洪译. 上海：学林出版社，1995.

刘视湘. 郑日昌心理学文选. 北京：首都师范大学出版社，2014.

毛泽东. 矛盾论. 北京：人民出版社，1975.

南怀瑾. 老子他说. 北京：国际文化出版公司，1995.

王岳川. 后现代主义文化思潮. 北京：北京大学出版社，1992.

王蕾. 辩证行为疗法治疗边缘人格障碍有效治疗策略分析. 中国心理学家大会，F，2009 [C].

王忆情. 叙事治疗的理论论述及展望. 教育心理，2017，10

（4）.

许维素. 焦点解决短期心理治疗的应用[M]. 北京：世界图书出版公司，2009.

杨献珍."合二而一"的问题. 哲学研究，1979.

杨献珍. 我的哲学"罪案". 北京：人民出版社，1981.

郑日昌. 心理辅导的新进展. 心理科学， 2000，23（5）.

郑日昌. 后现代旗帜下的心理治疗. 中国心理卫生杂志，2005（19），219.

郑日昌，江光荣，伍新春. 当代心理咨询与治疗体系. 北京：高等教育出版社，2006.

郑日昌. 情绪管理压力应对. 北京：机械工业出版社，2009.

郑日昌，陈永胜. 学校心理咨询. 北京：人民教育出版社，2010.

郑日昌，傅纳. 心理咨询与治疗. 北京：开明出版社，2012.

郑日昌，吴九军. 学生心理辅导. 北京：开明出版社，2012.

郑日昌. 沟通心理学. 北京：北京师范大学出版社，2015.

郑日昌. 阳光心态工作坊实录. 北京：北京师范大学出版社，2017.

郑日昌. 催眠术原理方法与应用. 北京：北京师范大学出版社，2017.

周红. 舞蹈治疗简介. 中国心理卫生杂志. 2004（18）.

[美]Barbara S. Held. 回归真实——后现代理论在心理治疗上的应用之探讨. 汤正匀，苏贞凤译. 台北，扬智文化事业股份有限

公司，2002.

[英]梅塞德斯·帕夫利切维奇（Mercedes Pavlicevic）. 音乐治疗理论与实践. 苏琳译. 郑日昌审订. 世界图书出版公司，2006.

Anderson H. & Goolishian H. The client is the expert: A not-knowing approach to therapy. In S. McNamee & K. J. Gergen (Eds.) Therapy as social construction. Newburg Park., CA: sage, 1992: 25-39.

Berg I. K. & Gallagher D. Solution Focused brief therapy. In T.C. Todd & M.D. Selekamn (Eds.) Family therapy approaches. Needhan Heigh, MA: Allgn & Bacon, 1991: 93-111.

Cowley G. & Springen K. Rewriting life stories. Newsweek, 1995, April: 70-74.

De Shazer S. & Berg I. K. Doing therapy: A post-structural re-vision. Journal of Marital and Family Therapy, 1992, 18: 71-81.

Ellis, A. Postmodern ethics for active-directive counseling and psychotherapy. Journal of Mental Health counseling, 1997,19: 211-225.

Ellis A. & Dryden W. The practice of rational-emotive therapy. NY: Spring, 1987.

Hayes S. C., Luoma J. B., Bond F. W., et al. Acceptance and Commitment Therapy: model, processes and outcomes [J]. Behav Res Ther, 2006, 44(1):1-25.

Parry A. A universe of stories. Family Process, 1991, 30: 37-54.

Rogers C. R. Client-centered therapy. Boston: Houghton Mifflin, 1951.

Walter, J.L. & Peller J.E. Becoming solution-focused in brief therapy. NY: Brunner/Mazel Publishers, 1992.

Wells, A. Emotional Disorders and Metacognition: Innovative cognitive therapy. Chichester: Wiley, 2000.14-15.

Wells A., Cartwright-Hatton S. A short form of the metacognitions questionnaire: properties of the MCQ-30. Behaviour Research and Therapy, 2004, 42: 385-396.

White M. Deconstruction and theory. Dulwich Center Newsletter, 1994, 3:21-40.